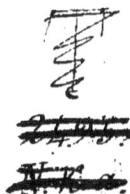

RECHERCHES

SUR L'ORIGINE ET LA NATURE

DU

CHOLÉRA D'ASIE,

ET

TRAITEMENT DE CETTE MALADIE,

Par S. Dubois,

Médecin à Anizy-le-Château.

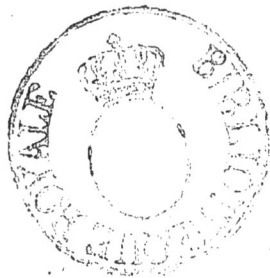

A SOISSONS,

Chez **ARNOULT**, Libraire, rue de la Congrégation, n° 3.

A PARIS,

Chez **LECOINTE** et **POUGIN**, Libraires, Quai des Augustins, n° 49.

1832.

SOISSONS, IMPRIMERIE DE D. BARBIER, RUE DES RATS, Nº 10.

AVERTISSEMENT.

Dɪx années passées dans l'Inde, m'ont mis à portée d'observer le choléra sous toutes ses formes et variétés; de le suivre même dans sa course, et d'apprécier par conséquent toutes les modifications que peuvent lui imprimer les différentes localités, le changement de climat, de température et de saison. J'ai soigneusement recueilli dans diverses latitudes, un très-grand nombre de notes sur cette maladie meurtrière. Je m'occupais de les réunir, afin d'en former un ouvrage complet et suivi, lorsque l'épidémie s'est déclarée spontanément au sein même de notre Capitale.

J'abandonnai donc le projet de continuer cet ouvrage dont la longueur ne m'eût permis de le mettre au jour qu'à une époque plus éloignée, et je me suis contenté d'en extraire les principaux traits pour les rassembler dans un court espace. C'est le résultat de cette opération que j'offre au public; trop heureux si je puis ajouter quelques rayons au faisceau de lumières qui se réfléchissent de tous les pays, pour éclairer un sujet que l'obscurité environne encore sur tant de points!

RECHERCHES

SUR L'ORIGINE ET LA NATURE

DU

CHOLÉRA D'ASIE,

ET

TRAITEMENT DE CETTE MALADIE.

PRÉCIS HISTORIQUE DU CHOLÉRA.

Ce fut à Jessore, sur les rives du Gange, que, vers la fin de 1816, parut pour la première fois le fléau destructeur qui vient de frapper notre beau pays, au sein même de sa capitale. Six mille habitans de Jessore succombèrent en quelques semaines. Banda et ses environs perdirent dans le même espace de temps plus de 20,000 individus, et bientôt Allahabad, Bénarès, Gorrukpoore et la superbe Calcutta elle-même devinrent le théâtre de ses ravages.

Delà le fléau envahit la Présidence de Madras et toute la

1

côte de Coromandel. En 1819, il se porta sur le Malabar, où il dépeupla des villages entiers. De cette partie de l'Asie, qui lui servit de centre et de point de départ, il se répandit jusqu'aux rives du golfe Persique, de la Méditerrannée, de la mer Caspienne et de la Baltique. Au mois de juin de la même année, le camp de Sergor, le fort de Victoria, de Bombay, le district Kaira furent désolés par ses affreux ravages. A Bombay, le mal avait acquis une telle violence que ceux qui en étaient atteints mouraient généralement en quatre ou cinq heures.

A George's-Town, dans l'île de Penang, le choléra enleva les trois quarts de la population en vingt et un jours. A Batavia, il périt, par la première irruption, 17,000 habitans, et 102,000 dans tout le Java. A Bornéo, toute la garnison en fut frappée.

En 1820, il atteignit Manille, et ce fut là que je l'observai pour la première fois. Nulle part il ne répandit une mortalité plus effrayante; dix mille personnes succombèrent en huit jours, tant dans la capitale que dans sa banlieue, et trois semaines après l'invasion on y comptait vingt mille victimes.

En 1823, vingt-six mille ouvriers ayant été réunis entre Saïgon, capitale de la Cochinchine et le royaume de Cambodge, pour y ouvrir un canal de navigation, le choléra attaqua cette troupe de travailleurs, et en enleva sept mille en peu de temps.

Bankok, capital du royaume de Siam, perdit 40,000 habitans. Mais qui pourrait compter le nombre des victimes du choléra dans l'empire chinois! là, quel immense trophée pour la mort! On raconte qu'en 1823, le peuple ayant épuisé tous les moyens d'enterrer les morts, il fallut que le trésor impérial y pourvût.

Vers la fin de 1819, la frégate Anglaise la Topaze appor-
ta, dit-on, le choléra à l'île de France; ou plutôt cette maladie s'y déclara spontanément pendant le séjour de ce na-
vire. La petite ville du Port-Louis, perdait à elle seule cin-
quante individus par jour, et la violence du mal était si grande,
que les personnes qu'il atteignait, saisies de coliques con-
vulsives au milieu des rues, tombaient mortes à l'instant
même de l'invasion. L'irruption dans la colonie dura six semaines et fit perdre la vie à vingt mille individus.

A Mascate, dans la Péninsule arabique, la mortalité qui
s'éleva d'abord à dix mille personnes, devint bientôt si intense que les vivans ne suffirent plus à enterrer les morts ;
il fallut les jeter à la mer.

Le choléra pénètre en Perse; c'était son chemin pour
venir en Europe. D'ailleurs, suivant M. Moreau de Jonnès,
il tend toujours vers le nord; ses excursions en latitude,
dit-il, semblent n'être que des mouvemens exécutés pour
prendre position et s'élancer ensuite vers le pôle septentrio-
nal. A Bender-Abouschir, les bazars sont fermés, les maisons abandonnées, les cadavres laissés sans sépulture. A
Schiraz, il meurt en dix-huit jours 6,000 habitans sur
55,000. La maladie remonte le Khour jusqu'à son confluent
avec l'Arcane, et s'étend sur le littoral de la mer Caspienne. La voilà en contact avec le territoire russe, avec
l'Europe !

La Syrie et la Mésopotamie sont envahies ; Bagdad perd
le tiers de sa population. Une armée persane qui marchait
sur cette ville, fût obligée de se retirer devant un ennemi
si formidable ; mais le fléau la suivit dans sa retraite et fit
périr jusqu'au prince qui la commandait. Il éclata à Alep, et
bientôt l'ancienne Laodicée, Tortose, Tripoli, Suédié
furent envahies.

De la Perse, le fléau destructeur passa en Russie ; il éclata en 1823, dans Astracan ; la flotille russe en fut la première attaquée. A la fin de 1828, il était à Orembourg, tandis que, par une autre voie, il s'introduisait au midi et à l'occident de la mer Caspienne. De village en village, il passa l'Araxe, entra dans la nouvelle Georgie, et s'établit au pied du Caucase. Il franchit bientôt cette chaîne de montagnes, et porta ses ravages à Téflis. Il suit le volga, en peu de jours une contrée immense est envahie, et il s'approche de Moscou, en même temps qu'il se développe à Nijni-Novogorod.

De Moscou, il s'avance en Pologne avec les légions russes dont il éclaircit les rangs ; la mortalité est effrayante et Diébitsch lui-même est frappé au milieu de ses triomphes.

Du centre de la triste Pologne, il dirige ses attaques sur plusieurs points de l'Allemagne. Plus de la moitié du continent Européen est envahie. La Sylésie, le duché de Posen, la Hongrie, plusieurs points rapprochés de la Méditerranée sont en proie à ce fléau. Il atteint bientôt l'Angleterre et arrive enfin dans nos murs.

M. Moreau de Jonnès, à qui j'emprunte plusieurs traits de cet historique, a tracé l'itinéraire du choléra, dans une aire ayant 2,250 lieues du midi au nord, et plus de 2,000 d'orient en occident. Partie des Moluques, on voit l'épidémie traverser l'Archipel indien, s'avancer du sud au septentrion en plusieurs ramifications, à travers le vaste continent de l'Asie, et trois de ces grands rameaux s'approcher de l'Europe en se resserrant, comme par une sorte d'attraction. En somme, M. Jonnès compte que le choléra a, en quatorze ans, immolé 18 millions d'hommes dans l'Indoustan ; 36 millions de Pékin à Varsovie, et qu'il a envahi 1300 villes en Asie et en Europe.

SYMPTOMATOLOGIE GÉNÉRALE DU CHOLÉRA.

L'INVASION du choléra est ordinairement subite et violente : elle a lieu le plus souvent pendant la nuit, ou vers le matin. Quelquefois, cependant, elle est annoncée par quelques symptômes précurseurs; une simple diarrhée, par exemple, la précède de quelques heures et même de plusieurs jours; une dépression d'esprit extraordinaire, un malaise général accompagné de tremblement et d'un sentiment de faiblesse et de lassitude; des vertiges et des maux de tête, avec bourdonnement dans les oreilles; des douleurs dans les membres, assez semblables à celles qui accompagnent un accès de fièvre. Quelquefois des tranchées intestinales précèdent des déjections d'une matière très-fluide. Il survient des nausées; la circulation et la température du corps, sont plus ou moins perverties, mais le plus ordinairement le pouls est faible et accéléré, et la peau moite et plus froide que de coutume. Ces prodrômes, ou quelques-uns d'eux durent assez fréquemment plusieurs heures, et même pendant un jour ou deux, sans aucune exacerbation sensible et sans fixer autrement l'attention.

Mais, en général, des symptômes plus graves se manifestent promptement; des tranchées aiguës se font sentir; les selles deviennent fréquentes et aqueuses, et offrent bientôt l'aspect d'un décoctum de riz. De semblables matières sont rejetées par le vomissement; une sueur abondante ruis-

1*

sèle de tout le corps; la faiblesse et l'anxiété augmentent, et les traits de la face éprouvent une contraction horrible et particulière à cette maladie.

C'est ordinairement pendant le vomissement que les spasmes commencent à se faire sentir; ils affectent assez invariablement la forme clonique et dégénèrent en paroxysmes qui durent deux ou trois minutes, et se succèdent à de courts intervalles. Ils attaquent successivement tous les muscles locomoteurs, et particulièrement ceux des jambes et des pieds; fréquemment aussi ils s'emparent des muscles de l'abdomen et de la poitrine, mais jamais exclusivement. Dans tous les cas, ils causent au malade des souffrances horribles. A l'accession de ces spasmes, ou lorsqu'il survient un vomissement violent, l'action vasculaire éprouve un affaissement extrême, et le pouls devient subitement presque imperceptible. Ce phénomène se présente assez fréquemment encore lors du premier vomissement, quoique le malade soit tout-à-fait exempt de spasmes.

Le pouls est quelquefois rapide dans le début de la maladie; dans d'autres cas, sa fréquence ordinaire est très-peu altérée à cette même époque; mais toujours il devient extraordinairement accéléré à mesure que le mal fait des progrès.

Dès le début d'une attaque violente, la respiration est oppressée et accélérée; le malade se plaint continuellement de la gêne qu'il éprouve dans l'exercice de cette fonction.

A mesure que le mal s'accroît, tout le corps prend une teinte livide qui se remarque surtout aux extrémités et au pourtour des yeux; la peau est baignée d'une sueur froide; le froid des membres augmente rapidement et se propage bientôt à tout le corps.

Dès l'instant où les spasmes ou quelqu'autre symptôme

grave commencent à se manifester, le malade ressent une soif ardente; il sollicite vivement pour obtenir de l'eau ou quelque boisson froide. Une douleur aiguë vers l'épigastre, le tourmente cruellement; cette douleur s'accroît encore par la pression et même par la seule inspiration. Une chaleur brûlante se fait également sentir dans cette région, et s'étend fréquemment à tout l'abdomen. Une oppression considérable et un sentiment d'anxiété extrême accompagnent toujours ces différentes sensations.

Tant que les symptômes les plus graves subsistent, les sécrétions urinaire et biliaire sont entièrement supprimées. La langue est d'abord dans son état naturel, mais elle devient sèche et sale pendant le cours de la maladie. Le patient se plaint fréquemment de la sécheresse de la bouche et du gosier. Les mains sont baignées de sueurs froides, contractées et ridées comme si elles fussent restées très-longtemps dans l'eau; elles acquièrent souvent une teinte violacée. Quoique la température du corps soit considérablement baissée, le patient, loin d'y être sensible, se plaint au contraire d'une chaleur accablante et s'occupe continuellement à écarter ses couvertures. Ces mouvemens, toutefois, sont assez souvent produits par l'inquiétude et l'anxiété que le malade éprouve et qui l'empêchent de conserver un instant la même posture. Ces sensations internes sont accompagnées d'un si haut degré de souffrance, que la nature humaine ne les saurait endurer long-temps : aussi sont-elles de peu de durée et se corrigent-elles graduellement, ou même disparaissent tout-à-fait sous l'influence d'une torpeur générale. Ces deux phénomènes, quoique d'une nature si opposée, subsistent néanmoins très-souvent ensemble : le patient ressentant une tendance continuelle à l'assoupissement et se réveillant à tout instant, gémit, s'agite, se met quelquefois en fureur, et semble livré au plus affreux désespoir.

C'est ordinairement à l'invasion des spasmes ou du vomissement, que les phénomènes que je viens d'exposer, commencent à se manifester ou subissent une exacerbation marquée. A cette époque, la maladie semble présenter son
summum d'intensité, et faire son plus grand effort : il se
décide promptement; car après un temps assez court, il
survient un changement tout-à-fait remarquable; le praticien
peu expérimenté, pourrait aisément s'y méprendre et en
augurer favorablement, tandis que le plus souvent la mort
est imminente. Les spasmes, les vomissemens et les selles
cessent ordinairement alors; l'estomac et les intestins re-
tiennent tout ce qu'on y ingère. A cette époque aussi, la
stupeur et l'assoupissement plongent le malade dans un état
qui représente assez bien le sommeil naturel; mais les in-
ductions favorables qu'on pourrait tirer de ces apparences
insidieuses sont bientôt détruites par la persistance de la faiblesse extrême de la circulation, le froid glacial du corps,
la couleur livide de sa surface et l'expression cadavérique
du visage.

Cependant, les forces vitales continuent à s'affaisser d'une
façon rapide; le pouls disparaît entièrement, il est partout
imperceptible. Les contractions du cœur sont à peine sensibles; les yeux s'enfoncent de plus en plus, et restent fixes
dans leurs orbites; la cornée s'affaisse et prend un aspect
vitré, ou se couvre d'une membrane visqueuse. L'horrible
contraction de la face s'oppose à la fermeture des paupières
qui restent entr'ouvertes malgré les efforts du patient pour
se livrer au sommeil. La surdité précédée ou accompagnée
de tintemens d'oreilles ; les hallucinations ou la cécité
avec dilatation de la pupille sont des phénomènes très-or-
dinaires à cette époque. La voix devient rauque, la parole

difficile, à peine intelligible, ou entièrement perdue, et l'haleine est tout-à-fait froide. Le sentiment interne survit parfois aux autres facultés, mais assez souvent il est totalement opprimé par l'engourdissement et la stupeur. La respiration est courte, anxieuse et fréquemment stertoreuse. Après que ces symptômes ont persisté pendant un temps plus ou moins long, la mort vient terminer cette scène de douleur, généralement avec très-peu d'effort.

L'individu en proie à d'aussi affreux tourmens, épuisé, accablé par cette secousse générale de tout le système, conserve quelquefois néanmoins ses facultés sensoriales, presque jusqu'au dernier moment de son existence. Il apprécie les progrès du mal, prévoit l'instant de sa destruction, et s'en explique avec une sorte d'indifférence; il exprime ses pensées aussi long-temps que ses organes peuvent obéir à sa volonté.

Tel est le cours ordinaire du choléra, dont la durée moyenne est de 10 à 12 heures.

Si la terminaison est différente, une crise favorable a lieu : elle est presque invariablement marquée par un sommeil plus profond que le sommeil ordinaire; une transpiration chaude se déclare, et la respiration devient légère et naturelle. Ces changemens avantageux peuvent se manifester dans toutes les périodes de la maladie; mais ils s'observent rarement dans la troisième. A son réveil le malade se trouve lui-même parfaitement rétabli; il exprime sa satisfaction par les démonstrations les plus vives. Vers ce temps, survient une évacuation bilieuse et une émission d'urine abondantes, et dès ce moment des déjections considérables de matières fécales noires, vertes ou jaunâtres, se continuent plus ou moins long-temps. Alors aussi, se manifestent des signes non équivoques d'un accroissement de l'action vitale;

le pouls revient à son rythme ordinaire, la température du corps s'élève, et fort souvent la transpiration devient très-abondante.

Une variété du choléra que je n'ai observée nulle part qu'à Madras, est celle que M. Searle (1) a désignée sous la dénomination de *choléra asphyxia*, et qui est certainement la plus terrible de toutes par sa violence et sa rapidité extraordinaire. Dans l'état d'une santé parfaite et au milieu de ses occupations habituelles, le patient est brusquement assailli par des vertiges excessivement violens accompagnés de bruissemens d'oreilles, de surdité et d'obscurcissement de la vue; les intestins, par une évacuation excessive, se déchargent tout d'une fois d'une quantité énorme de matières très-délayées; immédiatement après, paraissent les selles blanches essentiellement caractéristiques de cette variété; le vomissement et quelques autres symptômes extraordinairement exaltés se manifestent en même temps; la prostration est instantanément portée au dernier degré, et la mort arrive le plus souvent dans l'espace d'une demi-heure.

---

(1) Searle, choléra pathologically and practically considered. — pag. 20. Madras, 1828.

OBSERVATIONS SUR LA DIVERSITÉ DES SYMPTOMES DU CHOLÉRA.

LE choléra présente une variété très-grande dans les symptômes qui le constituent, dans leur intensité, leur progression et leur durée. Il arrive quelquefois que le vomissement soit nul, tandis que les déjections alvines sont très-abondantes ; ou que les vomissemens soient excessifs et la diarrhée peu intense ; il est très-rare cependant que ce dernier phénomène manque absolument. Dans certains cas, le spasme est général ; dans d'autres, il est très-partiel et à peine sensible. Une variété très-fréquente et très-grave, est celle où le système semble n'éprouver qu'une commotion très-faible ; où il n'y a ni vomissement ni aucune espèce de douleur ; où le spasme est imperceptible et dans laquelle enfin l'on observe à peine une ou deux évacuations ; le malade, dans ce cas, est promptement saisi d'un froid mortel ; la circulation s'arrête dès l'invasion du mal, et la mort arrive bientôt sans effort.

Les déjections alvines sont généralement un symptôme plus constant que le vomissement, et dans la très-grande majorité des cas, ce sont elles qui se présentent les premières ; mais comme elles ne représentent pas un état aussi morbide que le fait du vomissement, qui d'abord fixe l'attention, il arrive ordinairement qu'on le remarque à peine et qu'on ne commence à y avoir égard qu'alors que le vomissement se déclare.

L'absence totale des évacuations intestinales, semble constituer une malignité particulière et un mal beaucoup plus grave. Quelquefois elles se présentent avec une urgence qui paraît irrésistible et qui n'offre cependant pour résultat que des tranchées douloureuses ou du ténesme; cette circonstance est aussi grave que la précédente. Dans les périodes avancées, les déjections cessent généralement; mais dans quelques occasions, il survient à cette époque un écoulement aqueux par le rectum, toutes les fois que le malade change de posture.

Après les premières selles, les matières évacuées sont jaunâtres ou verdâtres, porracées, quelquefois elles sont troubles et d'un aspect écumeux, assez semblables au ferment de la bière; parfois encore elles sont sanguinolantes, ou ressemblent à un sérum pur. Il n'est pas rare de les voir prendre l'apparence et la consistance du goudron; mais les matières qui se présentent plus souvent, et qui sont sans contredit un des symptômes pathognomoniques du choléra, ce sont celles qui revêtent exactement les formes extérieures d'un décoctum de riz. (1)

La quantité du fluide évacué est quelquefois si considérable, que si elle l'était toujours ainsi, elle expliquerait suffisamment la prostration extrême, l'intensité de la soif, l'épaisseur et la viscosité du sang; mais il est reconnu que les cas les plus graves et les plus promptement funestes, ne sont aucunement ceux qui se distinguent par des décharges excessives; beaucoup de malades, au contraire, sont morts après une ou deux évacuations, sans qu'aucun autre symptôme ait eu le temps de se développer; le collapsus même, qui est le dernier degré de la maladie, est quelquefois survenu avant l'apparition d'aucune évacuation alvine.

(1) Les Anglais désignent ces évacuations sous le nom de *conjee-water*.

Quelquefois le malade conserve la faculté de se promener et même de se livrer à ses occupations habituelles, alors même que la circulation est tellement affaissée, que le pouls est devenu imperceptible. C'est principalement lorsque la maladie a commencé par ces évacuations insidieuses qui ne fixent pas autrement l'attention, et cette circonstance a été la cause de la mort de bien des individus qui, pour des dérangemens si peu graves en apparence, ont négligé de recourir au médecin. Cette variété est presque toujours exempte de spasmes.

Les spasmes, au contraire, accompagnent presque constamment les cas où l'on remarque une commotion violente de toute l'économie. Ils précèdent quelquefois alors, tous les autres symptômes ou la plupart d'entre eux, et ils laissent à leur suite un accablement et une prostration considérables. Cette variété à laquelle les auteurs anglais donnent le nom de *spasmodique*, s'observe principalement sur les sujets forts et vigoureux.

Quelquefois l'invasion du mal est marquée par une surexcitation générale; le docteur Burell, dans un rapport adressé au jury médical de Bombay, dit que les militaires de la garnison de cette place ayant reçu l'ordre de se faire transporter à l'hôpital, dès qu'ils ressentaient les premières atteintes du choléra, il remarqua chez les individus qui avaient ponctuellement suivi cet ordre, des phénomènes différens de ceux qu'il avait observés jusqu'alors : le pouls fort et plein; la peau chaude ; un vomissement opiniâtre de cette matière blanchâtre qui représente si bien un décoctum de riz épais; les déjections alvines étaient rares, et, si elles se présentaient, la matière évacuée était absolument semblable à celle du vomissement. Dans tous ces cas, la saignée a été suivie des résultats les plus heureux. La maladie s'était d'abord manifestée par un abattement considérable; quelquefois des douleurs et une sorte d'engourdissement aux extrémités; céphalalgie violente et soif inextinguible; nausées, vomissemens, pesanteur à l'épigastre; tranchées plus ou moins intenses, et quelques selles très-peu copieuses, sans aucun indice de bile dans la matière de l'une et l'autre évacuation. Incessamment apparaissaient des spasmes d'une violence extrême; six hommes suffisaient à peine à contenir le patient. Si l'art ne parvenait point à dompter promptement ces symptômes, toute l'économie tombait dans un épuisement rapide; les extrémités devenaient froides, le pouls disparaissait, le cœur cessait de battre, et une auréole livide cernait les yeux qui s'enfonçaient profondément dans les orbites.

J'ai vu moi-même le choléra revêtir cette forme sthénique; j'ai observé cette surexcitation dans tous les degrés possibles; j'ai quelquefois remarqué des contractions semblables à celles qui se distinguent dans le *tétanos* au plus haut degré; des secousses et des spasmes d'estomac, tels que ceux qui se produisent dans le *colica pictonum*, avec un pouls plein, dur et vif, la peau chaude et très-rouge, très-animée. Quelquefois ces symptômes étaient accompagnés d'évacuations gastriques et intestinales entièrement bilieuses. J'ai vu quelquefois enfin, la maladie passer brusquement de cette exaltation extraordinaire, à sa forme la plus asthénique; la circulation, extrêmement accélérée d'abord, tomber subitement dans le dernier degré de faiblesse; la peau de sèche et chaude qu'elle était, se couvrir promptement d'un froid mortel, et se baigner d'une sueur glaciale. A ces déjections surabondantes de bile, succédaient bientôt des évacuations blanchâtres, et la sécrétion biliaire était totalement supprimée.

Dans les premières périodes de la maladie, la respiration n'est ordinairement que gênée ; mais il est des cas assez nombreux, où l'anxiété de cette fonction présente un caractère très-alarmant, et qu'on ne peut bien comparer qu'à celui qu'on observe dans les accès d'asthme les plus violens. Ce symptôme grave se fait remarquer surtout chez les sujets replets et robustes.

La contraction de la face est vraiment étrange ; l'expression qu'elle affecte, est exclusive au choléra, aussi a-t-elle reçu la dénomination spécifique de *facies cholerica*. Elle diffère de ce qu'on appelle communément la face hyppocratique par quelques traits qui lui sont propres, et que je ne saurais définir. Cette face ressemble tellement à celle du cadavre, qu'on pourrait très-aisément s'y méprendre.

La peau est généralement froide et visqueuse, souvent couverte d'une sueur très-abondante ; mais elle offre autant de variétés dans ses conditions, que tous les autres symptômes du choléra. Quelquefois, peu d'instans avant la mort, sa température s'élève d'une manière très-sensible ; mais ce développement de chaleur, qui ne se manifeste qu'à la tête et au tronc, n'est aucunement produit par le retour de l'énergie du système artériel, ni par une amélioration dans la fonction respiratoire, et bien loin d'amener quelque modification avantageuse, il est généralement considéré comme un symptôme très-funeste.

La soif et la chaleur brûlante qui se fait sentir à l'épigastre, sont des symptômes qui ne manquent presque jamais. L'un est toujours accompagné de l'autre. Il est des cas, cependant, où ils ont manqué tous les deux. Lorsque la soif se manifeste, elle est ordinairement si intense, qu'elle absorbe toutes les autres sensations ; les patiens avertis et convaincus même que l'eau froide, prise en abondance, peut leur causer immédiatement la mort, sollicitent néanmoins cette boisson avec ardeur, l'exigent même quelquefois avec une sorte de fureur, et s'en abreuvent avec volupté.

Mais de tous les symptômes du choléra, aucun n'est aussi constant, aussi invariable que l'affaissement subit et la torpeur de la circulation. Ce phénomène constitue à lui seul le signe caractéristique et pathognomonique du choléra. Il n'existe plus le moindre doute sur la nature du mal, lorsqu'à ce dernier symptôme viennent s'unir les évacuations séro-muqueuses et blanchâtres dont il a été parlé. Il est des cas, cependant, où cette torpeur a pu être prévenue par des secours promptement administrés. On a même remarqué des circonstances, rares à la vérité, où, dès le début de la maladie, le système vasculaire sanguin éprouvait une surexcitation marquée; ces cas étaient peu graves et cédaient facilement et promptement aux moyens dirigés contre eux; quelquefois cependant, le choléra, après cette déviation anormale, revenait à son type ordinaire, parcourait toutes ses périodes, et se terminait d'une manière funeste. Mais on doit tenir compte ici des effets que pouvait produire sur la circulation, la grande quantité de liquides spiritueux dont les malades, chez qui cette surexcitation a été observée, avaient fait usage, soit immédiatement avant l'invasion du mal, dans le but de le prévenir ou autrement, soit dès l'apparition de ses premiers symptômes.

Il est quelquefois très-difficile d'obtenir du sang, soit par la lancette, soit par le moyen des sangsues; dans le premier cas, la torpeur de la circulation s'oppose à son écoulement, et dans le second cas, cette difficulté est rapportée à l'horreur qu'éprouvent ces annélides pour le sang d'un cholérique. On a constamment remarqué qu'à mesure que la maladie fait des progrès, ce fluide acquiert une teinte de

plus

plus en plus obscure et une consistance progressivement
plus épaisse; mais il a été également observé qu'après l'extraction d'une certaine quantité de ce sang vicié, celui qu'on
obtenait ensuite était d'une teinte plus claire et d'une moindre consistance; que la circulation alors se rétablissait, et
que ces circonstances étaient d'autant plus avantageuses,
que cette fonction se rapprochait le plus de son état nor-
mal, et que le sang reprenait ses qualités ordinaires.

Lorsque la santé et la constitution du malade n'étaient
pas autrement altérées avant l'invasion du choléra, et lorsque les remèdes convenables ont été appliqués en temps
utile, la guérison de cette maladie ne se fait pas long-
temps attendre; elle est même tellement rapide quelquefois
qu'on ne saurait la comparer qu'à la terminaison d'une syncope, d'une colique ou de quelqu'autre indisposition de
cette nature. Cependant elle n'est pas à beaucoup près aussi
prompte ni aussi parfaite chez les individus dont la comple-
xion est naturellement prédisposée à l'action inflammatoire;
elle n'est au contraire que trop souvent accompagnée ou
suivie de phlegmasies partielles telles que gastrite, entérite
hépatite, etc.; mais quelquefois ces phlegmasies consécuti-
ves reconnaissent pour cause l'action d'un médicament trop
énergique. Les huiles essentielles de clous de gérofle, de
cannelle, de cajéput, etc., employées d'abord avec profu-
sion et préconisées outre mesure, furent bientôt abandonnées pour cette raison par tous les praticiens intelligens.
Mais lorsque la maladie se prolonge et que la congestion sanguine s'est établie dans les viscères, la guérison ne s'obtient
que très-difficilement; et presque jamais lorsque la période
typhoïde ou de collapsus est arrivée.

Lorsque l'inflammation se déclare, à quelque période que
ce soit, le froid de la surface du corps disparaît et fait place

à une chaleur plus ou moins vive suivant que le malade conserve plus ou moins de force : la langue devient plus sèche et se couvre d'un enduit plus épais ; le pouls s'accélère quelquefois jusqu'à 140 pulsations et au-dessus. Dans quelques cas les vomissemens reparaissent et deviennent même fréquens ; quelquefois le malade ressent une douleur fixe et des souffrances particulières dans toutes les parties de l'abdomen. Si l'inflammation attaque spécialement le cerveau, le délire se déclare quelquefois, mais le plus souvent c'est le coma accompagné d'une respiration profonde et stertoreuse, avec suffusion de la conjonctive. Cet état se termine promptement par la mort.

On a généralement observé que le choléra qui se présente avec des symptômes de surexcitation, était moins grave et moins rebelle au traitement que celui qui offrait des phénomènes opposés. Tous les rapports s'accordent à cet égard. Le Docteur Whyte dit que les cas de cette nature sont d'un caratère plus traitable, et qu'ils se terminent presque toujours heureusement. M. Allardice observe que toutes les fois que les déjections bilieuses se sont constamment soutenues pendant toute la durée de la maladie, celle-ci était d'une nature bénigne et cédait au traitement sans beaucoup de difficultés. La même observation est applicable à tous les cas où les évacuations intestinales présentent la couleur et la consistance du goudron. M. Mac-Cabe rapporte que ces exemples de surexcitation qui avaient paru d'abord les plus désespérés, sont considérés maintenant comme les plus favorables. M. Burell dit qu'il a sauvé presque tous ses patients, lorsque la maladie revêtait ce caractère sthénique, il est d'ailleurs à ma connaissance que, dans les circonstances que j'ai rapportées plus haut, ce médecin a guéri 88 malades sur 90. Du reste, ma propre expérience me confirme dans cette opinion.

D'un autre côté rien n'est plus intraitable que ces variétés du choléra, dans lesquelles le pouls au lieu de s'élever, s'affaisse presque subitement, où il n'y a point de spasme, où les vomissemens et les selles sont presque nuls, et où toutes les sécrétions sont généralement suspendues.

Il paraît évident que ces variétés nombreuses qu'on observe dans les phénomènes du choléra, doivent se rapporter à l'intensité plus ou moins grande de la cause morbifique et à la constitution plus ou moins forte du sujet qui en est atteint. En effet, dit M. Scott, le *Quantum* de la maladie doit, dans tous les cas, se trouver non-seulement en proportion avec la quantité de la cause qui la produit, mais encore en raison inverse du pouvoir de résistance inhérent à la constitution qui réagit contre elle. Un individu vigoureux et d'une santé robuste, sera conséquemment moins exposé à l'influence de l'épidémie, que celui dont la constitution est faible et la santé délicate, et, s'il en est atteint, il sera incontestablement moins susceptible de sa forme la plus dangereuse : ces principes expliquent pourquoi, dans l'Inde, les Européens, généralement mieux constitués que les indigènes, sont aussi moins généralement et moins grièvement affectés du choléra que ces derniers; et pourquoi, dans nos climats, les basses classes de la société, composées d'individus mal nourris, mal vêtus, entassés les uns sur les autres dans des demeures étroites, mal aérées et malpropres, et dont la constitution se trouve conséquemment délabrée et la santé compromise, reçoivent aussi les premières atteintes de ce fléau, et en sont le plus cruellement traitées.

Cette prédilection du choléra pour les gens de cette classe, a été la cause ou le prétexte des différentes émeutes qui ont surgi sur divers points où cette épidémie s'est montrée. Le 9 octobre 1820, fût aux Manilles un jour de carnage et d'horreur. Vingt individus étrangers, tant Français, qu'Américains et Anglais y furent massacrés, sous la prévention d'avoir empoisonné l'eau, l'air et les alimens. Les journaux nous ont appris que de semblables scènes avaient eu lieu en Hongrie, en Prusse et à St - Pétersbourg; Paris, lui-même, ce centre de la civilisation, a vu tout récemment se renouveler dans ses murs des actes d'une aussi brutale férocité.

AUTOPSIE CADAVÉRIQUE.

L'EXAMEN des cadavres a donné assez uniformément les résultats suivans : teinte violacée ou couleur livide répandue çà et là sur la surface du corps, et remarquable surtout aux extrémités. Ce phénomène domine particulièrement chez les sujets robustes et sanguins, et s'observe notamment lorsque le cours de la maladie a été rapide. Le sang artériel et le veineux présentent une couleur pourprée très-obscure.

Les organes internes sont généralement gorgés de sang ; cette circonstance s'observe surtout dans les veines mésentériques, dans celles de l'estomac et des poumons. De larges taches cramoisies se distinguent sur l'estomac ; elles se voient en plus grand nombre sur sa membrane interne. Les intestins offrent des altérations semblables beaucoup plus remarquables sur la muqueuse ; ces taches sont encore plus évidentes à l'intestin grêle que partout ailleurs.

L'estomac contient les substances ingérées avant la mort ; ces substances n'ont éprouvé que peu ou point d'altération. Les intestins sont presque entièrement vides ; le peu de matière qu'ils renferment ne présente aucun indice de bile et consiste principalement en mucosités sales et blanchâtres. Assez souvent on rencontre de longues portions d'intestins dans un état de contraction tel, que leur cavité peut à peine admettre le bout du petit doigt.

La vésicule du fiel contient sa quantité ordinaire de bile ; celle-ci n'offre aucune altération remarquable. Les conduits biliaires ne sont point obstrués, et la bile, à la moindre pression, coule librement dans le duodénum.

2*

La vessie urinaire est presque toujours rétractée, quel-quefois jusqu'à la grosseur d'un œuf de poule. Elle ne contient pas d'urine.

Les veines encéphaliques sont distendues par un sang très-noir. Les petites artères des méninges sont fréquemment injectées, et l'on a vu par fois une extravasion considérable de sang sur la surface du cerveau.

Généralement le système vasculaire artériel ne contient qu'une très-faible portion du sang; celui-ci se trouve presque exclusivement concentré dans les veines.

M. Annesley, chirurgien de l'hôpital général de Madras, a fait l'ouverture d'un très-grand nombre de cadavres, et il a presque constamment obtenu des résultats uniformes.

Chez un naturel du pays, qui était mort en peu d'heures, il trouva les intestins grêles comme pulpeux, parsemés de mouchetures brunâtres, enflés d'air et portant des marques évidentes d'une congestion très-intense. L'estomac présentait aussi des signes non équivoques de congestion. Le colon était contracté, mais il n'offrait aucune autre altération.

Les poumons, affaissés et condensés, ne ressemblaient pas mal à une masse de chair mortifiée; une teinte noirâtre se faisait remarquer sur chacune de leurs faces; ils saignaient abondamment lorsqu'on y pratiquait une incision. Le cœur était entièrement gorgé de sang noir.

Les artères et les veines méningées étaient excessivement dilatées jusque dans leurs plus petites ramifications. Les branches artérielles qui se répandent sur les lobes antérieurs des deux hémisphères cérébraux, étaient fortement injectées de sang rouge, et laissaient voir manifestement qu'elles avaient été le siége d'une surexcitation très-violente. Les grosses veines qui s'étendent sur cette même partie étaient considérablement gorgées de sang noir. Sur le lobe moyen de chaque hémisphère se remarquait une sorte d'extravasion gélatineuse, et six onces environ d'un fluide aqueux furent trouvées entre les membranes du cerveau. Les vaisseaux superficiels du cervelet offraient une turgescence considérable ; son ventricule contenait une certaine quantité de sérosité, et l'on observa un épanchement semblable vers la racine du cordon rachidien

Le cadavre d'un autre individu, qui mourut en 18 heures, présenta des altérations exactement semblables, hormis que la muqueuse de l'estomac avait un aspect noirâtre, comme si le sang se fût extravasé en très-grande quantité entre les membranes de ce viscère. Enfin les autopsies subséquentes donnèrent des résultats si identiques à ceux que je viens d'exposer, que M. Annesley considéra ses premières observations comme l'expression de toutes les autres : il remarque cependant que l'exhalation séreuse du cerveau n'est pas généralement aussi considérable que dans l'exemple que j'ai rapporté.

Dans une circulaire du Jury Médical de Madras, écrite lors de la première apparition du choléra dans cet établissement, on voit que les résultats obtenus par l'inspection d'un très-grand nombre de cadavres, sont généralement les mêmes que ceux que je viens de rapporter. Dans un cas particulièrement signalé, l'estomac et les intestins avaient été le siège d'une inflammation tellement intense que la texture de ces organes avait été détruite, et qu'ils se lacéraient au moindre attouchement. Le duodénum se faisait remarquer par une induration et une contraction tout-à-fait particulières.

Tous les rapports adressés au Jury Médical du Bengale, présentent des observations tout-à-fait analogues : congestion excessive des vaisseaux internes, inflammation plus ou moins violente, avec exhalation d'une sorte de lymphe coagulable.

Le Docteur Burrell a trouvé le foie d'une couleur noirâtre et distendu par un sang très-noir; la vésicule pleine de bile, la rate d'un bleu très-foncé, l'omentum fortement enflammé et toutes ses veines gorgés de sang; Les petites artères des intestins étaient d'un rouge très-vif, le colon était contracté dans toute sa longueur et réduit à la grosseur du petit doigt; sa cavité était tellement rétrécie qu'à peine y pouvait-on introduire le manche du scapel. Les veines de l'estomac fixaient particulièrement l'attention : près de la grande courbure elles étaient de la grosseur d'une plume à écrire, la turgescence des vaisseaux était encore plus remarquable intérieurement; elle était telle que l'injection la plus forcée n'aurait pu la rendre plus complète. Les vaisseaux mésentériques offraient une altération à peu près semblable; et les poumons, gorgés de sang, présentaient une teinte très-obscure.

M. Whyte, sur un sujet dont la maladie dura 13 heures, vit le foie augmenté de volume et distendu par une grande quantité de sang, et la vésicule biliaire presque pleine. Les grosses veines de l'estomac offraient une turgescence semblable à celle du cas précédent; la couleur de ce viscère ainsi que celle des intestins, était tellement obscure qu'on pouvait croire au premier aspect que ces organes étaient frappés de gangrène; leur tissu cependant conservait toute sa fermeté. Cette teinte foncée n'était, suivant M. Whyte, que l'effet de la plénitude extraordinaire de leurs petites veines. Le colon était pâle et contracté, et la couleur des poumons approchait de celle du foie. La vessie était tout-à-fait vide.

Dans un autre cas qui dura 38 heures, et où le coma se

manifesta 24 heures avant la mort, l'estomac présentait
une teinte plus foncée encore que celle dont nous venons
de parler ; mais les grosses veines n'étaient point distendues.
Une portion de l'iléon de 18 pouces d'étendue était d'un
noir très-intense et d'un aspect gangreneux, aussi bien que
la partie du mésentère correspondante. Le colon tout entier,
ainsi que la partie supérieure de l'iléon offrait une altération à peu près semblable. La dure-mère était enflammée,
on voyait distinctement au travers de son épaisseur les troncs
des gros vaisseaux sanguins. Les veines de la pie-mère sem-
blaient dilatées jusqu'au point de se rompre, cependant il
ne paraissait pas que cette membrane ait participé à l'inflammation. On ne trouva point de sérosité dans les ventricules.

M. Craw trouva, après 18 heures de maladie, les vaisseaux de l'estomac, ceux du duodénum et de tout le canal
alimentaire, les vaisseaux du mésentère, du foie et des
poumons extraordinairement distendus et gorgés de sang ;
la dilatation s'étendait jusqu'aux dernières ramifications des
artères. L'inflammation aussi bien que la congestion vei-
neuse, paraissaient avoir été générales. Le colon transverse
était étonnamment contracté.

Un autre sujet chez lequel se présentèrent de bonne
heure des symptômes d'une profonde altération cérébrale,
avec coma, anxiété très-grande, respiration laborieuse et
oppressée, refroidissement des extrémités tandis que le corps
conservait sa chaleur naturelle ; ce sujet, dis-je, qui mourut en 28 heures, présenta comme le précédent des traces
non équivoques d'une congestion sanguine considérable vers
les viscères thorachiques et abdominaux. On remarquait en
outre sur divers points du canal intestinal de larges taches
de sang extravasé, et sur quelques autres, des marques

évidentes d'une réaction artérielle très-prononcée; tandis
qu'une longue portion de l'iléon était dans un état complet
de gangrène. Le cerveau semblait n'être qu'une masse de vaisseaux sanguins dont chaque ramification paraissait tellement
gorgée et distendue, qu'une goutte de plus aurait suffi pour
la rompre; le plus habile anatomiste n'aurait pas en effet
été capable d'injecter la millionième partie des vaisseaux
qui couvraient les membranes et la surface de ce viscère.

Vingt-huit heures ont donc été suffisantes pour l'établissement d'une véritable maladie congestive, d'une inflammation intense et de la gangrène elle-même; mais il faut observer que dans ce cas, de très-puissans stimulans ont été
administrés à haute dose, et n'ont pas peu contribué sans
doute au développement rapide de ces altérations. M. Craw
ajoute qu'il a perdu tous ses malades affectés de coma.

Outre les observations que je viens de présenter et que
j'ai extraites en partie de différents rapports faits aux Jurys
Médicaux des divers établissemens Anglais de l'Inde, j'ai
consulté encore un grand nombre de praticiens recomman-
dables, employés dans les hospices civils, et tous se sont
accordés sur l'identité des altérations pathologiques que je
viens d'exposer, avec celles qu'ils avaient eux-mêmes généralement observés. J'ai moi-même assisté à l'ouverture d'un
assez grand nombre de cadavres dont l'autopsie a toujours
donné les mêmes résultats. Je dois observer toutefois que
plus le cours de la maladie a été rapide, moins les traces
d'inflammation sont évidentes, *et vice versâ;* mais que les
signes de la congestion sont toujours très-sensibles sur l'un
ou l'autre organe, et le plus souvent sur plusieurs à la fois.

Il résulte évidemment de toutes ces observations que la
maladie qui nous occupe, est une affection essentiellement
congestive, que la congestion s'établit principalement sur

les organes thorachiques et abdominaux et particulièrement
sur le foie, que le cerveau lui-même en est souvent frappé;
et que l'inflammation en est inévitablement la conséquence
toutes les fois que les progrès du mal ont été assez lents
pour qu'elle ait eu le temps de s'établir.

ÉTIOLOGIE DU CHOLÉRA.

Cause éloignée. — L'état an-électrique ou négatif de l'atmosphère a été considéré par quelques auteurs anglais, et notamment par M. Orton, comme la cause première ou essentielle du choléra. M. Searle croit inutile de rechercher cette cause en dehors des nombreuses modifications que l'air peut éprouver à l'égard de son état électrique; nos connaissances sur l'électricité, dit-il, se bornent à reconnaître sa présence ou son absence; la prédominance des fluides vitré ou résineux, *positif* ou *négatif*, et la quantité de ces fluides dans les différens corps de la nature. Cependant nous voyons ses effets se manifester de mille façons diverses, et nous ne pouvons douter qu'elle ne puisse agir en autant de façons sur l'économie animale, sans que nous puissions toutefois comprendre de quelle manière elle agit. Nous pouvons citer les effets du tonnerre qui rendent les œufs stériles, qui arrêtent la fermentation de la bière, qui détruisent instantanément tout le poisson d'un étang, etc., etc. Enfin, l'atmosphère, ajoute-t-il, peut éprouver à cet égard des modifications à l'infini. Or, quoique nous ne sachions expliquer la nature de l'influence atmosphérique sur le développement du choléra, c'est assurément dans cette influence plutôt qu'ailleurs que nous devons raisonnablement en rechercher la cause.

Ces phénomènes électriques dont parle M. Searle, sont surprenans sans doute et tout-à-fait inexplicables, néanmoins ils ont été reconnus et appréciés dans tous les temps

d'une manière plus ou moins exacte. Mais cette modification
spéciale, qui porte avec elle un germe aussi funeste, d'où
vient qu'elle ne s'est jamais présentée? Par quelle heureuse
fortune ce germe de mort, recélé de tout temps au sein de
l'élément le plus indispensable à la vie, n'a-t-il jamais été
fécondé? Quel concours de circonstances fortuites et si extraordinaires vient maintenant de le développer d'une façon
si subite, et de donner naissance à ce nouveau fléau? Ici
toutes nos lumières se bornent à nous faire reconnaître notre
insuffisance. Cette cause première, cette cause occulte,
échappe absolument à toutes nos investigations : c'est le
quid divinum des anciens.

Causes prédisposantes générales. — Il est reconnu que
les causes prédisposantes communes de toutes les épidémies,
se trouvent généralement renfermées dans l'atmosphère.
L'action de l'air dans le développement de ces maladies, ne
saurait être révoquée en doute, bien que souvent elle soit
très-obscure.

Sans prétendre avec quelques auteurs que le froid humide
soit essentiellement la cause morbifique du choléra, j'ad-
mettrai cependant que cette qualité de l'air peut être très-
favorable à son développement, comme elle l'est à celui de
toutes les maladies épidémiques. On a d'ailleurs généralement remarqué que les attaques du choléra épidémique ou
sporadique, se sont plus fréquemment manifestées sous une
semblable condition de l'atmosphère que sous aucune autre.
Sydenham insistait sur le retour du choléra vers le commen-
cement de l'automne, surtout, remarquait-il, quand quelques pluies d'orages ont fait subitement baisser la température. On n'avait à Manille aucune connaissance de l'existence de ce fléau lorsqu'il s'y présenta tout-à-coup au mois
d'octobre 1820. A la suite d'un ouragan terrible accompa-

gné de pluies excessives qui abaissèrent extraordinairement
la température, et firent déborder le Passig. Les eaux de ce
fleuve qui envahirent un très-grand espace de territoire, y
séjournèrent pendant plusieurs jours et répandirent dans
l'air une humidité funeste sous l'influence de laquelle le choléra se développa avec une rapidité effrayante, et exerça sur
ces contrées des ravages tels qu'on n'en vit jamais de semblables, même dans les lieux où il a pris naissance.

Dans l'Inde, le retour de la saison des pluies annonce
celui du choléra. Cette maladie, du reste, se déclare communément pendant la nuit ou vers le matin, époques du
jour où l'humidité et le froid sont ordinairement plus
intenses.

Mais s'il n'est pas douteux que le froid et l'humidité soient
des conditions très-favorables au développement du choléra,
on ne saurait cependant admettre qu'elles en soient essentiellement la cause, puisque ces deux qualités atmosphériques ont souvent existé simultanément sans exercer cepen-
dans aucune influence morbifique sur l'économie animale.
Il faut donc remonter à cette cause éloignée, à cette cause
inconnue, accidentelle, dont nous avons déjà parlé, laquelle
prépare ou détermine dans ces qualités de l'air le changement intime qui forme l'essence ou la cause prochaine de la
maladie.

Causes prédisposantes individuelles. — Aucune constitution, aucun tempérament n'est à l'abri des atteintes du
choléra; toutefois une constitution faible et irritable, ou une
habitude pléthorique, un état maladif et surtout une disposition habituelle aux affections thorachiques et gastriques,
constituent plus particulièrement une aptitude à le contracter. Les excès accoutumés dans les alimens et les boissons;
l'abus surtout des liqueurs alcooliques; la mauvaise nour-

riture ou le manque d'alimens ; l'habitation dans des demeures mal saines et mal aérées; la malpropreté, la misère
et tout son hideux cortège; les fatigues excessives, les veilles
fréquentes et opiniàtres, ou le sommeil trop prolongé ; les
passions exaltées, la mélancolie, la tristesse, la colère, etc.,
sont des conditions qui favorisent singulièrement l'invasion
du mal. Enfin la cause qui prédispose le plus efficacement
au choléra , c'est, à mon avis, la peur du choléra.

A mon avis encore , on est d'autant plus apte à contracter le choléra, qu'on en a plus de fois subi les atteintes.

On a observé assez généralement que le choléra n'atta-
quait presque jamais les enfans au - dessous de l'âge de
quatre ans; c'est une remarque que j'ai faite moi-même,
et je crois devoir ajouter qu'il n'est pas , à ma connaissance, un seul exemple qu'une femme grosse en ait été
atteinte.

Causes occasionnelles. — Parmi les causes occasionnelles
on doit placer au premier rang toutes celles qui agissent en
troublant ou supprimant la transpiration : l'impression passagère du froid , un changement dans les vêtemens , le pas-
sage subit d'une température à une autre , l'exposition au
vent ou à la pluie , à l'humidité, surtout lorsque le corps
est échauffé; l'immersion dans un bain froid , etc. , etc. ,
à ces causes on doit ajouter comme causes secondaires , toute
espèce d'écarts dans le régime, l'usage d'alimens indigestes ,
un repas pris à une heure insolite; l'introduction d'une boisson très-froide dans l'estomac; l'usage de l'eau froide après
un excès dans le vin ; l'emploi intempestif d'un vomitif, d'un
purgatif; une fatigue extrême ; une émotion vive, un accès
de colère , de frayeur , etc. , etc. Ensuite de cela , le choléra
se déclare quelquefois sans cause évidente ou appréciable ;
mais si l'on examine scrupuleusement , on reconnaît le plus

souvent qu'il a été produit par une des causes énoncées et surtout par quelqu'une de celles qui tendent à pervertir la transpiration.

Je ne finirai pas cet article sans présenter une observation qui, quoique répétée déjà plusieurs fois, n'a pas obtenu toute l'attention qu'elle me semble mériter. C'est la coïncidence presque générale d'une épizootie typhoïde avec le choléra épidémique. Plusieurs médecins distingués ont fait mention de cette circonstance remarquable dans leurs rapports au Jury Médical de Madras, et j'ai moi-même constaté plus d'une fois la vérité de leurs assertions. M. Searle accuse la perte de toutes les volailles de sa basse-cour, dans l'espace de 18 heures, durant lequel temps trois de ces domestiques furent atteints du choléra. Les informations qu'il prit à cet égard lui apprirent qu'à cette même époque toutes les basses-cours du voisinage avait été plus ou moins dévastées. Le mal qui causait cette destruction, dit-il, ne peut se rapporter à aucune des différentes maladies auxquelles ces animaux sont sujets : dans un état apparent de santé, ils étaient soudainement frappés, abattus, et ils mouraient généralement en moins d'une heure. Ayant examiné les cadavres de quelques-uns de ces animaux, M. Searle y a reconnu la plupart des phénomènes que présente l'autopsie d'un individu mort du choléra, l'inflammation entr'autres et un épanchement d'une matière séro-muqueuse, tellement abondante, qu'elle remplissait en grande partie la cavité intestinale. M. Chalmers, cité par M. Scot, à la page 142 de son rapport, présente des observations analogues. Le Docteur Ranken, dans le n° 74, de la revue Médicale d'Edimbourg, rapporte qu'à Rajpatana, à une époque où le choléra sévissait avec violence, il a vu des chèvres et des chameaux mourir de diarrhées accompagnées d'autres symptômes assez

semblables

sez semblables à ceux du choléra. Enfin, le collecteur de
Madura, cité par M. Searle, dit qu'il a fréquemment reçu,
de divers points de son territoire, des rapports qui cons-
tataient que pendant la prédominance du choléra, on ob-
servait généralement une très-grande mortalité parmi le
bétail.

Mais ce n'est pas seulement en même temps qu'il sévit
contre les hommes, que le choléra exerce ses ravages sur
les animaux; le plus souvent encore ces derniers en sont
frappés long-temps avant que les premiers en ressentent les
atteintes. Une mortalité effrayante planant au milieu du bétail domestique, précède communément de plusieurs jours
celle qui doit choisir ses victimes parmi les individus de
l'espèce humaine. Moi-même, dans plusieurs circonstances, j'ai remarqué tout particulièrement que là où la mortalité était la plus grande parmi les animaux, elle l'était
aussi parmi les hommes, tandis que l'on pouvait se croire
à l'abri du choléra là où les premiers n'en étaient point
atteints. C'est surtout aux îles Philippines que j'ai été à
même de relever cette observation qui n'avait point échap-
pé aux naturels du pays. Ceux-ci étaient tellement convaincus de sa justesse qu'on les voyait souvent déserter les
lieux où une semblable épizootie se déclarait.

PATHOGÉNIE DU CHOLÉRA.

Après avoir établi que, dans la maladie qui nous occupe, le froid et l'humidité sont les causes qui opèrent immédiatement sur l'économie animale, je vais essayer de démontrer de quelle manière cette opération s'exécute, et d'expliquer ensuite les phénomènes successifs qui en sont la conséquence.

Il est incontestable que de toutes les conditions atmosphériques, l'humidité froide est la plus efficace pour troubler l'organisme, déranger l'harmonie des fonctions et conséquemment altérer la santé. L'impression du froid que l'air dont nous parlons exerce sur la peau, est plus vive que celle d'un froid sec au même degré, parce que l'eau lui communique sa faculté conductrice du calorique, et qu'il semble dans ce cas s'appliquer plus exactement à la surface du corps. Toutefois on ne doit pas croire que de cette impression résulte un effet tonique, puisque cette tonicité est annulée par l'action relâchante de la vapeur. L'humidité froide, plus qu'aucune autre température, s'oppose à la transpiration cutanée; la perspiration est presque nulle sous son influence; et le réseau capillaire est resserré d'une façon remarquable; cette dernière circonstance produit le refoulement d'une plus grande quantité de fluide de la périphérie vers le centre; la circulation est conséquemment troublée, le cœur doit pousser dans l'aorte et dans l'artère pulmonaire une plus forte colonne de sang, et la contractilité de ce viscère est elle-même diminuée : d'une autre part, un sang peu oxigéné re-

vient du poumon , et stimule peu l'organe central de la circulation; ses contractions sont donc plus faibles et ne peuvent vaincre les obstacles qui lui sont opposés. Le sang doit
alors stagner dans les viscères intérieurs et surtout dans le
poumon; delà , la fréquence des actes respiratoires , premier symptôme du choléra; mais ensuite l'afflux et la stase
du sang dans les poumons , s'augmentant progressivement ,
déterminent une gêne plus grande de la respiration , et
successivement tous les accidens relatifs à cette fonction ,
que nous avons exposés plus haut.

Le vomissement qui se présente dès l'invasion du mal
peut très-bien être rapporté à l'influence que le cerveau
exerce sur l'estomac; ce premier organe , affecté dès l'abord
par le trouble que lui apporte la maladie , pouvant effectivement réagir sur le dernier d'une manière à provoquer
ce symptôme; mais bientôt il doit reconnaître des causes
plus immédiates : le sang contenu dans les capillaires exté-
rieurs étant , comme nous l'avons dit, refoulé vers le centre ,
et la transpiration cutanée étant supprimée totalement, il
faut que les membranes muqueuses suppléent à cette fonction , et celle de l'estomac , aussi bien que les autres , sur-
prise par l'abord inattendu de ces nouveaux fluides, fatiguée
de l'excès de travail auquel elle est soumise , devient le siège
d'une irritation qui provoque le vomissement, d'abord des
matières qui se trouvent ingérées dans l'estomac, et ensuite
du produit de ses propres sécrétions. D'ailleurs, c'est un at-
tribut commun à toutes les membranes muqueuses , de cher-
cher à se débarrasser de leurs sucs propres , quand ceux-ci,
ou trop abondans ou altérés , les fatiguent par leur présence.

Si , par ce qui vient d'être dit , la cause du vomissement
se trouve parfaitement expliquée , celle des déjections intestinales étant absolument la même , il devient inutile d'entrer

3.

dans des considérations particulières à cet égard. J'ajouterai
seulement que les évacuations bilieuses par l'une et l'autre
voie, sont tout simplement le résultat de l'irritation de la
muqueuse stomachique, de celle du duodénum et de quelque partie de l'appareil biliaire, laquelle détermine momentanément une sécrétion de bile plus abondante, et que c'est
cette bile elle-même, plus ou moins altérée ou décomposée,
qui produit ces déjections alvines de couleurs brunâtres,
verdâtres, etc., aussi bien que celles qui présentent une si
grande ressemblance avec le goudron. Quant à la matière
de cette évacuation séro-muqueuse et lactescente qui représente si bien un décoctum de riz, elle n'est autre chose,
assurément, qu'une lymphe altérée, produit de la sécrétion
excessive des membranes muqueuses, dont je viens de parler
tout-à-l'heure.

Cependant l'hématose continuant à s'effectuer d'une manière imparfaite, le poumon ne fournit plus aux cavités
gauches du cœur qu'un sang mal élaboré et peu propre à
stimuler cet organe dont les contractions conséquemment
s'affaiblissent progressivement. La force de projection du
ventricule gauche ayant perdu de son énergie, le sang artériel n'est que faiblement refoulé dans les tubes qui lui sont
propres. L'action aspirante des oreillettes, ayant en même
temps perdu de sa force, ne peut aussi qu'avec peine vaincre
l'obstacle opposé au cours du sang veineux dont la masse,
augmentée encore par celui des vaisseaux capillaires de la
circonférence, ayant à lutter contre l'ordre de la gravita-
tion, et n'étant plus aidée par l'action élastique et contrac-
tile des artères qui sont elles-mêmes dans un état d'atonie,
ne peut que très-difficilement opérer son retour vers le centre
de la circulation. L'accumulation du sang dans les veines,
s'effectue donc en raison du défaut de puissance du cœur,

dans ses actes combinés d'aspiration et de projection; et la congestion s'établit nécessairement dans ces vaisseaux, en proportion de leur éloignement de cet organe central, les veines mésentériques, gastriques et spléniques, éloignées de son influence spéciale, deviennent par conséquent le siége d'une congestion considérable, et l'excessive distention de ces vaisseaux produit alors, vers la région précordiale, ce sentiment d'oppression et d'anxiété extraordinaires, qui est un des plus constans et des plus cruels symptômes du choléra.

La congestion qui s'établit en même temps vers l'encéphale, expliquant parfaitement les désordres auxquels cet organe est en proie, tels que les éblouissemens, les vertiges, les tintemens d'oreilles, le coma, etc., je ne m'arrêterai pas plus long-temps sur cet article.

Le système glandulaire, qui d'abord a subi une surexcitation passagère dans quelques-uns de ses organes, devient aussi le siége d'un engorgement considérable, et n'étant plus stimulé par l'action vitale du cœur et du cerveau, il est bientôt frappé d'atonie, et ses fonctions sont généralement supprimées. Aussi les déjections bilieuses ont-elles cessé, et l'urine n'est-elle plus sécrétée.

Il nous reste maintenant à examiner plusieurs autres phénomènes que le choléra présente plus ou moins constamment, tels que les crampes, les spasmes convulsifs, l'inflammation, le collapsus, etc. La théorie que j'ai présentée et suivie jusqu'ici, nous fournit encore les moyens de les apprécier d'une manière très-satisfaisante.

Les crampes résultent évidemment de l'extension forcée des fibres musculaires, produite par la distention excessive des vaisseaux internes, et de la compression que ces vaisseaux eux-mêmes exercent sur les ramuscules nerveuses.

3*

Cette compression peut quelquefois être portée, au point qu'elle excite des mouvemens convulsifs, tels que ceux qu'on distingue assez souvent dans la première période du choléra. Mais ces mouvemens convulsifs, ces spasmes, ces contractions horribles doivent nécessairement encore reconnaître une cause plus énergique : c'est l'inflammation; elle succède rapidement à l'irritation produite sur les capillaires, par la congestion qui devient de plus en plus intense, à mesure que la circulation devient aussi plus languissante. Cette inflammation, en établissant son siége à l'origine des nerfs qui président aux fonctions des organes lo-comoteurs, (1) détermine dans ces organes des mouvemens et des contractions extraordinaires, qui sont quelquefois poussés jusqu'à la dernière violence. Nous avons vu effectivement que les forces réunies de six hommes vigoureux, étaient souvent insuffisantes pour contenir l'individu qui était en proie à cette cruelle torture.

La même inflammation, en se portant sur les vaisseaux gastriques et mésentériques, y développe cette irritabilité extraordinaire de l'estomac, cette douleur atroce, cette anxiété extrême et cette chaleur brûlante qui dévore le malade. Delà ce besoin si pressant, ce désir si vif de quelque

_____

(1) Le docteur Sannders, dans une lettre écrite au docteur Duncan, (*journal de méd. et de phys.* Edimb., n° 64.) s'exprime ainsi : Si quelque muscle est frappé de spasme, et que le patient meure durant cette affection, on remarque à l'ouverture du cadavre que les nerfs de ce muscle sont couverts à leur origine de vaisseaux rouges dans un état de phlogosie et de tension considérable. Si l'on poursuit l'investigation, on reconnaît que les nerfs qui présentent une telle turgescence correspondent en nombre et situation, avec les muscles qui ont présenté pendant la vie une contraction désordonnée.

M. Scarle dit que les cadavres des individus morts du tétanos ont constamment offert des traces non équivoques d'inflammation vers le cordon rachidien et à la base du cerveau, précisément aux points où s'originaient les nerfs correspondans aux muscles affectés.

boisson froide; cette soif insatiable enfin, que rien ne saurait satisfaire et qui, au dire des patiens, est le plus affreux
de tous leurs tourmens.

L'épanchement séreux qui se rencontre assez ordinairement dans les ventricules ou à la base du cerveau, peut,
dans quelques cas, être le produit de la congestion seulement, d'où vient qu'on a pu le trouver chez des individus
dont l'encéphale ne paraissait pas autrement phlogosé; mais
le plus souvent il est le résultat de l'inflammation elle-même
qui, du reste, est toujours la cause du délire lorsqu'il survient, ce qui, comme je l'ai dit, est assez rare, probablement parce que l'inflammation n'acquiert que rarement assez
d'intensité pour le produire.

Nous voici arrivés au collapsus, période fatale, presque
sans espérance, à laquelle ne se rattachent plus que quelques chances très-incertaines de salut. Si la théorie que
nous suivons, a parfaitement indiqué jusqu'ici les rapports
qu'ont entr'eux les divers phénomènes que nous avons exa-
minés; si par elle, leur ordre de succession et de dépen-
dance a été établi avec clarté et précision, elle ne servira
pas moins bien à nous faire apprécier d'une manière exacte
la liaison qui existe entre ces phénomènes et le collapsus,
qui n'en est que la conséquence, et dont la mort est, pour
ainsi dire, le couronnement. Si les efforts de la nature, si
les ressources de l'art, si rien enfin n'a pu réveiller l'énergie
du cœur, cet organe n'a cessé, depuis l'invasion du mal,
d'envoyer à toute l'économie, un sang privé des principes
nécessaires à l'entretien de l'existence; les autres organes
du corps n'ont plus reçu, au lieu d'un sang vivifiant, qu'un
sang qui ne l'est pas; au lieu de sang artériel, qui est le
stimulus de la vie, un sang veineux qui n'a pas cette propriété, mais qui est au contraire stupéfiant. Plus ou moins

promptement, ces organes ont été gorgés de ce sang délétère, et plus ou moins promptement aussi leurs fonctions ont été troublées, suspendues, anéanties. A cette première cause de mort, bientôt s'en ajoute forcément une
autre, la cessation de l'influence cérébrale : le cerveau qui,
le premier de tous les organes, à subi l'impression funeste,
doit cesser son action, et par conséquent doit aussitôt se
trouver anéantie l'irradiation nécessaire à la vie, qu'il
exerce sur tous les autres systêmes nerveux. Dès-lors tous
les autres organes doivent mourir, non - seulement parce
qu'ils ne reçoivent que du sang veineux, mais encore parce
qu'ils sont privés d'influence nerveuse. Ici le malade est en
effet dans le dernier degré de prostration et d'accablement;
tout paraît mort chez lui, et le sentiment ne semble sub-
sister encore que pour lui laisser apprécier la pénible lutte
qui est engagée, et qui va bientôt mettre fin à son existence.

CONSIDÉRATIONS SUR LA NATURE DU CHOLÉRA.

On est assez généralement d'accord sur le caractère non contagieux du choléra. De tous les modes de transmission proposés jusqu'à présent, le mode épidémique est le seul qui soit bien constaté, et probablement le seul aussi qui lui soit propre. Il suffit du reste, d'apprécier la nature des causes qui le produisent le plus communément, et la nature de la maladie elle-même, pour ne plus conserver de doute à cet égard.

Nous avons vu comment, d'une condition atmosphérique très-ordinaire, le froid humide, peuvent successivement surgir tous les phénomènes que présente le choléra; tous ces symptômes, en effet, ressortent avec tant de justesse de cette cause si simple, et s'enchaînent entr'eux avec tant d'exactitude, qu'il semblerait inutile de recourir à une cause plus efficace; mais, je l'ai dit, et tout le monde sait que cette qualité de l'air se reproduit souvent, et que jamais elle n'a engendré un mal aussi funeste; ses effets se sont toujours bornés à une simple congestion vers les viscères, et surtout dans le poumon, de tous les organes le plus perméable à ce fluide; aussi les phlegmasies thorachiques en sont-elles le plus ordinairement les seules conséquences; mais il s'agit ici d'une maladie cruelle, essentiellement meurtrière, régnant épidémiquement sur des contrées immenses qu'elle envahit avec une rapidité extraordinaire, et dont elle frappe les populations d'une effrayante mortalité. A ce nouveau fléau, il faut une cause nouvelle; cette cause existe nécessairement dans l'air; mais elle n'a point encore été appréciée. Toutefois, les considérations dans lesquelles nous sommes entrés, nous conduisant forcément à une conclusion, et cette conclusion étant que la maladie désignée jusqu'ici sous le nom de choléra, est une véritable asphyxie négative, on peut raisonnablement supposer que cette cause spécifique que nous cherchons, est purement négative elle-même, qu'elle provient de la rupture de l'équilibre des principes constitutifs de l'air, et qu'elle consiste dans une soustraction accidentelle de l'oxygène atmosphérique. Des analyses bien faites, des expériences souvent répétées sur l'état de l'atmosphère, durant le règne épidémique du choléra, pourront seules donner des lumières plus certaines à cet égard; mais dans tous les cas, nous serons encore forcés d'admettre une cause supérieure à celle-ci, une cause première, inaccessible à nos investigations et dont la nature nous sera probablement toujours inconnue; car ici, comme dans toutes les branches des connaissances humaines, il y a des faits primitifs, des faits principes au-delà desquels on ne peut remonter. La connaissance de la nature des choses, a dit M. Coutanceau, n'est pas la science des hommes, c'est la science de Dieu.

Je l'ai dit, le choléra est une véritable asphyxie, lente et graduelle à la vérité dans la très-grande majorité des cas, mais où l'on peut toujours reconnaître assez facilement les principaux traits de physiologie pathologique qui caractérisent une asphyxie par cause négative. Pour s'en convaincre, il suffit d'une observation attentive et de mettre en parallèle la série des phénomènes qu'on observe dans l'un et l'autre cas. Mais c'est surtout entre les altérations que présentent les cadavres des asphyxiés et celles qu'on observe chez les individus morts du choléra, qu'on reconnaît une ressemblance frappante, ou plutôt une idendité parfaite.

Les premiers en effet, offrent, à l'examen, les traits suivans : les tégumens sont livides, la face surtout, dont le
système capillaire est plus libre et plus abondant ; il en est
de même des lèvres et des membranes muqueuses, qui souvent sont comme tuméfiées. Le parenchyme de tous les organes est également gorgé de sang, le foie, la rate, le poumon surtout, et tout ce qu'on appelle le système capillaire général. Toutes les parties semblent regorger de sang, et d'un
sang noir, fluide, jamais coagulé. Ce sang paraît en outre
rassemblé tout entier dans le système vasculaire à sang noir,
c'est-à-dire le parenchyme du poumon, l'artère pulmonaire,
les cavités droites du cœur et les veines du corps ; et au
contraire, le système vasculaire à sang rouge, c'est-à-dire
les veines pulmonaires, les cavités gauches du cœur et les
artères, est tout vide, ou n'en contient qu'une petite quantité. Ce tableau, que nous empruntons à M. Adelon, (1) est
d'autant plus vrai, comme il le dit lui-même, que la respiration a été moins promptement et moins complètement
suspendue ; car si elle l'a été tout-à-coup et entièrement,
d'abord la mort est plus prompte, ensuite on éprouve moins
d'angoisses avant qu'elle arrive, et enfin, dans le cadavre,
la face, la peau, les organes sont moins gorgés de sang, et
ce sang est moins exclusivement concentré dans le système
vasculaire à sang noir. Sous ce triple rapport de la promptitude avec laquelle la mort arrive, des souffrances qu'à endurées l'asphyxié, et de l'état du cadavre, il y a mille degrés, selon que la respiration a été plus ou moins complètement arrêtée, et que l'asphyxie a été subite ou graduelle.

Or, le choléra, comme nous avons pu le voir à l'article
autopsie, présente un résultat cadavérique absolument semblable à celui que je viens de tracer, modifié comme lui se-

(1) Nouv. Dict. de méd. art. *asphyxie.*

lon que le cours du mal a été lent ou rapide, et offrant encore cette ressemblance que, lorsque toutes les fonctions ont été anéanties brusquement par la soustraction subite de l'influence nerveuse, comme dans la variété spécifiée plus haut sous la dénomination de *choléra-asphyxie*, les lésions organiques sont moins apparentes, sont même quelquefois presque nulles, et se comportent exactement de la même manière que dans l'asphyxie subite.

Dans l'asphyxie cependant, les phénomènes physiologico-pathologiques ne sont point aussi exaltés que dans le choléra qui, le plus communément, offre une complication de symptômes plus graves en apparence et un appareil beaucoup plus formidable; mais cette dissemblance vient principalement de ce que, dans l'asphyxie, le cerveau recevant une impression plus directe et plus profonde, les fonctions sensoriales sont plus promptement et plus complètement envahies, et l'irradiation nerveuse plus promptement aussi et plus complètement anéantie. Alors toutes les fonctions organiques devant cesser presque simultanément, il ne peut y avoir lieu au développement successif de tous les phénomènes qui s'observent dans le choléra qui du reste peut, comme l'asphyxie, sous le triple rapport de la promptitude avec laquelle la mort arrive, des souffrances qu'a endurées le cholérique et de l'état du cadavre, présenter mille modifications diverses, selon que la respiration a été plus ou moins complètement arrêtée et que la terminaison de la maladie a été subite ou graduelle.

On pourrait objecter cependant que, par asphyxie on n'entend généralement que l'état de mort apparente et imminente qui résulte primitivement et principalement de la suspension de la respiration; et que cet état de mort apparente n'étant point un phénomène pathognomonique du choléra, cette dénomination, si on la lui accordait, serait détournée de sa véritable acception. Mais, remarquons d'abord que le mot asphyxie, pris dans ce sens, a, dès-lors, une composition vicieuse, puisqu'il dérive de α , privatif, de σφυξις, pouls, c'est-à-dire, sans pouls, et qu'il n'est pas vrai que lorsque la respiration s'arrête, le pouls cesse aussitôt de battre. Ainsi donc, cette dénomination ne serait rigoureusement applicable à l'un ni à l'autre cas ; mais l'usage ayant consacré cette acception, il n'est plus possible maintenant de la combattre. Je me bornerai donc à démontrer qu'on peut également dans ce sens, l'assigner au choléra, où la fonction respiratoire, pour être primitivement moins sensiblement altérée que dans l'asphyxie, ne laisse cependant pas d'être à la fin complètement suspendue, généralement long-temps avant la mort. Effectivement, ce qui n'est d'abord qu'une simple gêne de cette fonction, devient ensuite un sentiment d'angoisse bien prononcé, qui marque la difficulté et même l'impossibilité de satisfaire un des besoins les plus impérieux, celui de respirer. Ce sentiment est bientôt porté à l'extrême, et pendant tout le temps qu'il est éprouvé, le cholérique, aussi bien que l'asphyxié, fait des soupirs, des bâillemens, en un mot tous les efforts inspirateurs propres à appeler dans le poumon l'élément aérien indispensable à la vie. Comme dans l'asphyxie, la circulation ne s'arrête pas soudain ; mais elle s'affaiblit successivement ; le pouls, d'abord faible, languissant, mourant, finit par s'effacer complètement. Comme dans l'asphyxie, une congestion considérable s'établit dans tous les viscères ; l'angoisse de leurs diverses fonctions et leur suspension complète, n'arrivent que d'une manière graduelle, suivant le degré de susceptibilité de l'organe, et que cet organe reçoit plus ou moins promptement l'impression fatale du sang vei-

neux. Comme dans l'asphyxie encore, cette suspension de
toutes les fonctions de l'organisme, arrive à un point où il
y a mort apparente, imminente; c'est le dernier terme du
collapsus. Comme dans l'asphyxie enfin, la mort commence
dans toutes les parties à la fois, dès que le sang veineux les
pénètre, et s'étend de là au cœur qui ne cesse lui-même son
action qu'avec les autres organes, et comme eux, lorsque
son tissu est imprégné de ce sang délétère. En somme donc,
le choléra comme l'asphyxie, est un phénomène non local,
mais général, et où tous les organes meurent, non par le
cerveau et le cœur, mais avec eux. Dans le choléra, comme
dans l'asphyxie, c'est le sang veineux qui, par son contact,
tue toutes les parties; et le cerveau et le cœur ne meurent
qu'avec les autres, et par la même cause. Seulement, ces
deux viscères hâtent la mort du reste du corps; le cerveau,
parce que, mourant le premier, il prive l'économie de son
influence spéciale, de l'innervation; le cœur, parce que c'est
lui qui, trop fidèle à son devoir, comme le dit M. Adelon,
distribue partout le sang fatal.

Mais, objectera-t-on encore, la mort du cholérique n'arrive pas toujours de la manière qui vient d'être dite; assez
souvent, au contraire, elle est le résultat d'une inflammation consécutive; par fois aussi le malade meurt frappé d'a-
poplexie; quelquefois encore, une congestion excessive,
envahissant brusquement le cerveau, fait cesser à l'instant l'influence de cet organe, et tue subitement le malade,
sans que dans aucune de ces circonstances, l'ouverture des
cadavres présente dans les autres organes du corps, aucune
trace de cette accumulation de sang veineux, qui est la prin-
cipale cause de la mort dans la véritable asphyxie négative.
Par conséquent donc on ne peut raisonnablement appliquer
la qualification d'asphyxie au choléra, dont la terminaison
funeste peut arriver de plusieurs façons différentes.

À ces considérations, on pourrait ajouter encore que dans toutes les maladies, quelle que soit leur nature, c'est le plus souvent par une asphyxie que la vie se termine, sans que pour cela on se soit jamais avisé de ranger ces maladies dans la classe des asphyxies.

Ces objections, que je ne rappelle ici que parce qu'elles m'ont été déjà faites, n'auraient, suivant moi, quelque justesse qu'autant que le choléra n'offrirait, pour trait de ressemblance avec l'asphyxie, que sa terminaison seule; mais si j'ai incontestablement établi un grand nombre de points de rapports entre ces deux affections; si j'ai bien démontré que depuis son invasion jusqu'à sa dernière période, le choléra se comporte généralement comme l'asphyxie, il me semble qu'il est par trop arbitraire de vouloir combattre l'identité d'un caractère général, par quelques exceptions seulement. D'ailleurs, outre que l'asphyxie dévie quelquefois de sa marche ordinaire, et qu'elle ne présente pas toujours les altérations que j'ai rapportées plus haut, elle peut très-bien aussi, comme le choléra, offrir des modifications dans son mode de terminaison, et donner lieu comme lui, dans certaines circonstances, au développement d'une inflammation consécutive, dont la mort serait le résultat. Du reste, dans l'un et l'autre cas, ce n'est point par asphyxie, ni par le choléra que le malade meurt, mais bien par une hémorrhagie cérébrale, par la suppression de l'innervation, par une affection inflammatoire quelconque, ou bien par quelqu'autre des nombreux accidens qui peuvent survenir pendant le cours du mal, ou qui en sont la conséquence.

Remarquons encore un nouveau trait de ressemblance entre l'asphyxie et le choléra, un trait frappant qui va nous servir à administrer une dernière preuve de la parfaite identité de ces deux affections. Il est généralement reconnu qu'on ne doit jamais se hâter de prononcer qu'un asphyxié est irrévocablement privé de la vie, quoique plusieurs heures se soient écoulées sans qu'il ait donné aucun signe d'existence ; mais qu'on doit au contraire persévérer long-temps dans l'emploi des moyens propres à ranimer la sensibilité éteinte, puisque de nombreux exemples mettent hors de doute que des individus, plongés pendant un temps considérable dans un profond anéantissement, peuvent à la fin recouvrer l'usage de leurs sens, sous l'influence des excitans employés avec persévérance. Or, le choléra lui-même, a fourni des exemples pareils qui, pour n'être pas aussi fréquens, n'en sont pas moins incontestables. Les hôpitaux de Manille ont plusieurs fois été témoins de cette espèce de résurrection ; il n'est pas un praticien de ce pays qui ne puisse en citer des exemples ; j'ai moi-même rappelé à l'existence deux individus chez qui la vie paraissait éteinte sans retour. J'ai vu une famille désolée persister, s'obstiner pour ainsi dire, quoique déjà sans espérance, à faire revivre une malheureuse mère qui revit le jour après plusieurs heures d'insensibilité. Toute la population de Manille a pu voir revenir à pied du cimetière, deux hommes qui y avaient été portés pour morts quelques heures auparavant. Du reste, ces faits étranges se sont, à la connaissance de tout le monde, reproduits assez souvent dans les communes environnantes et dans toutes les provinces soumises à la domination espagnole, où l'on a généralement adopté la louable coutume de ne couvrir la face des cadavres qu'au moment où la tombe elle-même va les recouvrir pour toujours.

PROPHYLAXIE

PROPHYLAXIE DU CHOLÉRA.

Je dirai peu de choses sur les mesures préventives générales et les moyens préservatifs particuliers à opposer à l'invasion du choléra : plusieurs ouvrages se sont longuement étendus sur cet article, et tous les journaux de la capitale viennent d'en publier les points principaux. Toutes ces mesures devant ressortir des règles générales de l'hygiène publique et privée, et ces règles étant généralement connues, je ne ferai qu'une exposition succincte de celles qui sont particulièrement applicables ici.

L'air, de tous les élémens, le plus nécessaire à la vie, exige sur toutes choses une attention particulière. C'est de cet élément qu'émane sans aucun doute l'influence délétère qui, après avoir imprimé à l'économie animale, cette prédisposition spéciale qui la rend apte à contracter le choléra, en détermine brusquement l'attaque et le développement successif de tous les symptômes. On ne saurait donc veiller avec trop de soin à ce que l'air des appartemens soit toujours pur et souvent renouvellé. Il serait même très-avantageux d'entretenir continuellement une libre communication entre l'air extérieur et celui des chambres. Pendant un beau temps, les fenêtres des maisons doivent presque constamment rester ouvertes. Dans l'Inde on a retiré des avantages incontestables de l'usage du *punkah* (1) qui, en

(1) Sorte de ventilateur qui consiste tout simplement en un châssis carré-long, recouvert de papier ou d'étoffe. Il est suspendu par des anneaux et des crochets vers la partie moyenne du plafond de l'appartement. A son bord inférieur, se trouve un cordon qui passe dans une poulie fixée à la muraille, et qui sert à l'ébranler avec aisance et régularité.

4

agitant l'air d'une façon continue, le renouvelle incessamment et le condense de manière à ce que, sous un volume égal, l'organe respiratoire s'imbibe d'une plus grande quantité d'oxigène, et exécute ses fonctions avec plus de facilité. Ayant reconnu moi-même l'utilité de ce moyen si simple, je ne saurais trop insister pour qu'il soit généralement adopté chez nous et particulièrement dans les hôpitaux et autres édifices publics, fréquentés journellement par des réunions nombreuses.

J'ai constaté encore les heureux effets de l'évaporation continuelle du vinaigre dans de larges vases placés sur des réchauds distribués dans des appartemens divers. Je crois néanmoins qu'on peut avec avantage substituer à ce moyen les ablutions, aspersions et lotions avec l'eau chlorurée. Peut-être aussi conviendrait-il d'employer ces deux moyens à la fois. Je dois cependant faire observer que la solution de cholure ne doit pas être trop concentrée, attendu que le gaz qui s'en dégage exerce sur nos organes et particulièrement sur le poumon une action des plus irritantes qui peut très-bien y déterminer une vive inflammation.

Le vinaigre ou le solutum de chlorure très-étendus d'eau servent très-bien encore au lavage des lieux infects, tels que latrines, éviers, égoûts, etc.

Il est bon que les appartemens ne soient pas encombrés de meubles, quelqu'en soit l'espèce ou l'étoffe, puisqu'il s'agit uniquement de favoriser la libre circulation de l'air; c'est aussi par cette raison qu'on doit dégarnir de leurs rideaux les lits et les alcôves. On doit, autant que possible, éviter de coucher plusieurs dans la même chambre, et plus encore dans le même lit. Les chambres à coucher ne doivent pas être trop petites ou trop exactement fermées; les vases de nuit au contraire, seront clos très-soigneusement et on aura soin de laisser toujours au fond de ces vases, une certaine quantité d'eau vinaigrée ou chlorurée.

Il est presque inutile de répéter que la plus grande propreté doit régner dans les appartemens et dans tous les coins des habitations et que par conséquent on ne peut y laisser séjourner même momentanément le linge de corps sale, ni aucune immondice, ni rien de ce qui pourrait altérer la pureté de l'air. On doit de préférence habiter les appartemens élevés; ceux des étages inférieurs étant le plus souvent humides et par conséquent malsains.

Par rapport à l'individu, on doit spécialement observer une propreté minutieuse ; faire assez fréquemment usage de bains légèrement excitans, nettoyer la peau de l'humeur sébacée qui la recouvre et tend à obstruer ses pores, et par conséquent à gêner une des plus importantes fonctions de l'économie, la transpiration. Nous avons vu que la perversion ou la suppression de cette fonction était la cause immédiate la plus efficace pour déterminer l'invasion du choléra. On doit donc la favoriser par tous les moyens possibles; les bains jouissent à un très-haut degré de cet avantage; on peut y joindre les frictions sèches ou aromatiques, faites avec des brosses molles ou avec la main nue ou recouverte d'une étoffe de laine. Les frictions douces nettoient la peau, augmentent sa vitalité, ouvrent les pores et facilitent par conséquent l'exsudation cutanée. Une friction brusque au contraire et faite dans un sens opposé à la direction des poils, produirait une irritation plus ou moins vive à la peau et diminuerait sa propriété au lieu de l'augmenter.

Il faut avoir grand soin d'être toujours vêtu chaudement; de ne point s'exposer à l'air froid ou à la pluie, aux brouillards, surtout lorsqu'on est à jeûn. On doit éviter aussi de sortir de chez soi avant ou après le coucher du soleil; non plus que pendant la journée, lorsqu'après une pluie d'orage, le soleil darde ses rayons sur la terre ; cette dernière consi- dération est très-importante, car il est généralement recon- nu que cette circonstance détermine assez souvent l'attaque du choléra. On évitera encore de descendre dans des caves fraîches, lorsque le corps est échauffé et couvert de sueur ; la même précaution s'observera à l'égard des églises, qui sont or- dinairement humides et froides, et des autres édifices publics qui sont habituellement fermés plusieurs jours de la semaine, et où l'air est rarement renouvellé et par conséquent malsain. On se gardera surtout de rester trop long-temps dans des lieux dont l'atmosphère serait chargée des émanations des fleurs. Celles-ci devront être bannies des appartemens.

On doit éviter encore de se trouver au milieu de réunions nombreuses ; surtout dans celles qui se tiennent dans des édifices étroits, mal airés, difficilement ventilés, et où l'air, déjà impur, acquiert encore des propriétés délétères par les miasmes qui s'exhalent de tant d'individus rassemblés.

La flanelle immédiatement appliquée sur la peau, et re- couverte elle-même par un taffetas ciré, est sans contredit le meilleur prophylactique dont on puisse faire usage ; par ce moyen on entretient une transpiration toujours égale, et l'on n'est point exposé aux refroidissemens subits. Je puis assurer que, dans l'Inde et aux Manilles, toutes les person- nes qui ont employé ce moyen ont été exemptes du choléra. Outre les gilets de cette étoffe, il est très-avantageux de porter des caleçons de la même nature ; pour les femmes surtout, dont les membres inférieurs sont continuellement exposés au contact de l'air. Il est très-bon encore d'exposer les vêtemens à la vapeur du chlore et de se laver fréquem- ment avec de l'eau chlorurée très-étendue, les parties du corps non recouvertes par les vêtemens

La sobriété ne saurait être trop recommandée ; toutefois on ne devrait pas s'écarter de son régime ordinaire, ni rien changer aux habitudes générales lorsque l'on vit d'une manière régulière, et qu'on se trouve d'ailleurs dans un état satisfaisant. Les alimens doivent être sains, nourrissans et même légèrement excitans. On doit s'abstenir de toute sorte de viandes salées, de charcuterie, de légumes trop aqueux, de fruits acerbes, de salade, et généralement de toute espèce de crudités. On a remarqué dans l'Inde, que la fréquence du choléra coïncidait avec la saison de certains fruits, des concombres, melons et pastèques surtout. Toute boisson très-froide est dangereuse et plus encore quand on a chaud. Après un excès dans le vin, une semblable boisson est généralement funeste. On ne doit point s'abstenir totalement du vin ou de l'eau-de-vie ; je pense au contraire qu'il est bon de ne jamais boire d'eau tout-à-fait pure ; il convient de l'aiguiser avec un peu de vin, d'eau-de-vie ou de vinaigre. Le *Grog*, qui est un mélange d'eau et d'eau-de-vie dont les anglais font un fréquent usage, est une des boissons les plus convenables. On peut aussi user avec avantage des eaux ferrées ou ferrugineuses ; mais la boisson qui convient le mieux entre les repas, c'est celle connue vulgairement sous le nom de piquette et qui est le produit d'une sorte de fermentation des baies de genièvre dans une certaine quantité d'eau. Un vin généreux, froid ou chaud, pur ou sucré, un punch léger et quelquefois de faibles doses de liqueurs alcooliques, peuvent combattre avec beaucoup d'avantage les effets pernicieux de l'air froid et humide, en établisant une heureuse réaction. On se trouve bien de prendre, un quart d'heure avant les repas, un petit verre de vin de Madère, de Xerès, de vin d'absynthe ou d'eau-de-vie rendue amère par quelques substances appropriées, telles que l'écorce d'oranger et la racine de gentiane.   4*

Mais en recommandant l'usage modéré des boissons alcooliques, vineuses et excitantes dont les bons effets sont
généralement reconnus, je dois fortement en réprouver l'a-
bus; il a fait trop de victimes. Par mesure préventive, on
avait établi à Manille, à la porte de chaque couvent, d'é-
normes jarres pleines d'eau-de-vie ou de rhum dans lequel
on infusait du quinquina ; cette liqueur était gratuitement dis-
tribuée à toute heure du jour aux individus de la basse classe ;
mais cette mesure instituée dans un but d'humanité, n'a eu
que des résultats désastreux. Ces gens courant d'un couvent
à un autre, s'enivraient d'une manière dégoûtante, et bientôt on les voyait couchés dans les rues, atteints du mal
qu'on avait cherché à prévenir, et périssant misérablement
sans secours et sans inspirer la moindre pitié. J'ai compté
jusqu'à vingt cadavres sur le parvis d'une église.

On doit, autant que possible, s'occuper et mener une vie
active; prendre un exercice convenable en évitant la fatigue.
Les occupations qui exigent une contention d'esprit trop
soutenue sont nuisibles Les veilles trop prolongées et le
trop long séjour au lit le sont aussi. On ne doit pas s'in-
quiéter ni songer autrement à la maladie, que pour prendre les précautions propres à s'en garantir. La tranquillité
de l'âme est un grand préservatif; on doit donc éviter tout
ce qui peut exciter des émotions fortes telles que la colère,
la frayeur, etc., etc.

Par rapport à l'hygiène spéciale, chaque individu consul-
tant son idiosyncrasie particulière, devra rapporter toutes
ses précautions aux moyens de prévenir les maladies auxquelles il est ordinairement exposé. Ainsi, celui-là qui est
particulièrement sujet aux affections gastriques devra se sou-
mettre à un régime adoucissant; celui dont les organes respiratoires sont plus ou moins organiquement affectés, chez

qui les rhumes, catarrhes et autres affections thorachiques
sont très-fréquens, devra soigneusement éviter les refroidissemens, etc., et plus qu'un autre rechercher un air doux et
pur. L'individu pléthorique aura la précaution de se faire saigner et fera abondamment usage de boissons délayantes.
Enfin chacun d'eux remplira l'indication spéciale que lui
fournira la connaissance de son tempérament, de sa constitution. Je dois avertir ici que la disposition aux maladies
de poitrine, expose singulièrement les individus chez qui
elle existe, aux attaques du choléra; et que ces personnes,
lorsqu'elles en sont atteintes, offrent moins de chances de
guérison.

On doit toujours insister sur l'emploi des moyens hygié-
niques et prophylactiques qui ont été indiqués, lors même
que le choléra semble avoir entièrement cessé ses ravages;
puisqu'il est bien certain que la maladie s'est reproduite
inopinément dans le même lieu un très-grand nombre de
fois, quelquefois même avec plus d'intensité et de gravité
que lors des premières invasions; un léger changement,
une simple modification atmosphérique suffit pour la faire
reparaître. Du reste, une fois établie dans une contrée, le
choléra y devient en quelque sorte endémique; il existe
depuis quinze ans dans les Indes, aux Philippines, à la
Chine, aux Molluques, etc., où chaque nouvelle saison est
marquée par de nouveaux désastres.

C'est à tort que l'on a prétendu que les personnes travail-
lant dans les tanneries, les pharmacies et les fabriques de
tabac, étaient toutes à l'abri du choléra, et que la fumée
de ce dernier était surtout un préservatif certain contre
ses atteintes. A Manille, c'est justement sur les individus
employés dans la manufacture du tabac, que le fléau porta
ses premiers coups. On ignorait encore son existence lors-

que le 5 octobre 1820, il fit brusquement son apparition dans cette fabrique où, dans l'espace de deux heures, il frappa plus de cent individus. Au reste, tout le monde fume aux Manilles, hommes, femmes, filles et garçons; et dans aucun lieu cependant le choléra n'exerça plus de ravages.

On ne saurait trop se mettre en garde contre tous ces prétendus spécifiques inventés par le charlatanisme et la cupidité, et annoncés, prônés avec tant d'emphase dans les journaux; leur moindre inconvénient est d'inspirer une dangereuse sécurité aux personnes qui en font usage, et de leur faire négliger d'autres précautions qui les garantiraient plus sûrement. Il n'existe point de spécifique contre le choléra. C'est en vain que la matière médicale a offert toutes ses ressources, a contribué de tous ses moyens; ce précieux antidote est encore à trouver. La propreté, la sobriété, la tempérance et le calme de l'esprit, sont jusqu'ici les seules préservatifs à lui opposer. Heureux les peuples assez éclairés pour reconnaître que leur conservation physique dépend généralement de l'observation des préceptes de l'hygiène; et que la santé et le bonheur des individus sont les premiers bienfaits de la sagesse !

Dans des circonstances aussi fâcheuses, l'autorité ne doit négliger aucun des moyens propres à inspirer de la confiance au peuple; à le rassurer contre les craintes exagérées que pourraient faire naître des discours, des annonces, des bulletins, des publications imprudentes. Elle doit apporter tous ses soins à épargner aux vivans l'impression fâcheuse que l'aspect répété des convois funèbres pourrait produire sur leur moral. C'est pendant la nuit que l'on doit préférablement effectuer le transport des décédés, surtout lorsque le nombre en est considérable. Elle ne devrait point permettre que les corps soient exposés devant les portes des maisons, ni dans les églises, ni que le son lugubre des cloches rappellât incessamment l'imminence du danger. Les autorités locales de Manille avaient pris sur tous ces points les précautions les plus minutieuses : les cloches n'annonçaient plus les trépas; les cadavres n'étaient plus exposés en public. Aussitôt que le malade exhalait le dernier soupir, ou lorsqu'il ne donnait plus aucun signe d'existence; pour empêcher que ses dépouilles mortelles ne nuisissent aux vivans, elles étaient immédiatement éloignées des lieux habités. A cet effet, des voitures publiques exactement semblables aux carrosses particuliers, et qui ne s'en distinguaient par aucun signe extérieur, stationnaient aux portes des églises et avaient ordre de se rendre partout où l'on requierrait leur ministère. Un lieu de dépôt était établi dans l'enceinte du cimetière où se trouvait une chapelle. Là, les sujets exposés sur des nattes, y restaient plus ou moins long-temps sous la surveillance de plusieurs préposés. Là, se trouvait un médecin, quelques infirmiers, un coffre à médicamens et tous les objets propres à secourir promptement les malheureux que la mort n'avait point irrévocablement frappés. Ceux dont la mort avait été très-prompte étaient surtout l'objet d'une attention particulière ; et je fus témoin que l'on dût à cette belle institution la conservation de plusieurs individus. Enfin, ce n'était qu'après qu'on avait acquis la plus grande certitude de la mort, que les cadavres recouverts de chaux, étaient remis au clergé qui, après les cérémonies religieuses, procédait à l'inhumation.

Il n'est pas à ma connaissance qu'on ait jamais observé dans l'Inde de ces sortes de résurrections; mais aussi n'y prenait-on aucune des précautions dont je viens de parler. Bien loin de là, les habitans du Bengale attendent à peine la cessation des phénomènes les plus sensibles de la vie pour jeter dans le Gange, les corps des agonisans; se fondant sur l'opinion générale que le dernier soupir rendu dans ce fleuve sacré, devient un titre aux jouissances d'une meilleure vie.

THÉRAPEUTIQUE DU CHOLÉRA.

IL serait très-difficile d'énumérer tous les modes de traitement, tous les agens médicamenteux employés jusqu'ici contre le choléra. Tour-à-tour préconisés et abandonnés, exaltés et dépréciés, ces divers moyens, qui tous peuvent revendiquer des succès, ont fini par être appréciés à leur juste valeur, et l'on est enfin parvenu à reconnaître qu'il n'existait point, ou que l'on ne connaissait point de médication spécifique contre cette mystérieuse maladie. En effet, ce qui réussit à l'un, nuit évidemment à l'autre; ce qui est salutaire aujourd'hui, sera demain désavantageux, et le remède qui donne ici la guérison, employé dans un autre lieu, ne fera qu'accélérer la mort.

Modifié suivant les saisons, les climats et les localités; suivant l'âge et l'idiosyncrasie du sujet, le choléra requiert nécessairement un très-grand nombre de modifications dans les moyens qu'on lui oppose.

Sans m'arrêter à tout ce qui a été dit et écrit jusqu'ici sur le traitement du choléra, je vais exposer le plus succinctement et le plus clairement qu'il me sera possible, la méthode qui, dans tous les temps et dans tous les lieux, a obtenu de plus grands avantages. Mais avant tout, je ne crois pas inutile de répéter que le choléra est une maladie essentiellement mortelle; qu'abandonnée à elle-même, sa terminaison est nécessairement funeste; qu'il est absolument indispensable de l'entraver dans sa marche par quelque moyen que ce soit; et que l'efficacité des remèdes dépend de la promptitude qu'on apporte à les administrer.

On distingue généralement trois périodes dans le choléra ; la première, ou la période d'oppression ; la deuxième, ou celle d'excitement, que l'on peut encore appeler période inflammatoire ; et la troisième, ou la période typhoïde ou de collapsus. Chacune de ces périodes requiérant une médication différente, on doit surtout apporter la plus grande attention à les reconnaître et à les bien distinguer entr'elles, afin d'agir de façon à ce que les moyens employés dans chacune d'elles, ne puissent contrarier les effets de ceux qui devront être mis en usage dans la période suivante ; c'est-à-dire que, dans la première, les stimulans ne doivent pas être assez énergiques pour ajouter encore à la surexcitation qui doit se développer dans la seconde ; et que, dans celle-ci, la médication antiphlogistique ne doit pas être portée au point de déprimer tellement les forces, que toute réaction devienne impossible dans la troisième.

On doit encore, dans les périodes intermédiaires, employer des moyens intermédiaires aussi ; et garder dans toute circonstance une juste proportion entre l'activité et la puissance des agens, et l'intensité du mal, en ayant toujours égard à la force et au tempérament du sujet.

Lorsque le patient n'éprouve encore que les prodrômes de la maladie, c'est-à-dire un malaise général, une lassitude dans les membres, des borborygmes, des nausées et une légère diarrhée ; réunion de symptômes à laquelle on vient de donner le nom de *cholérine ;* on doit alors lui prescrire la diète, une tisane d'eau de riz gommée et des lavemens d'amidon ; s'il y a amertume à la bouche, si la langue est sale et jaunâtre, l'émétique en lavage convient mieux. Si la diarrhée persiste malgré ces moyens, on administrera le calomel à petites doses en le combinant avec l'opium. L'huile de ricin peut également être donnée alors à la dose d'une demi-once plusieurs fois répétée.

Si le sujet est pléthorique, la saignée devient nécessaire; elle seule suffit quelquefois pour faire disparaître tous ces désordres. Lorsque le malade ressent des douleurs dans les lombes ou vers la région iliaque, on doit appliquer des sang-sues à l'anus; mais lorsque cette douleur, ou bien une sorte de resserrement, de constriction, se fait sentir à l'épigastre, c'est sur cette région même qu'elles doivent être placées. Dans tous ces cas, il est avantageux de couvrir toute la surface de l'abdomen avec des cataplasmes émolliens, que l'on arrose de *laudanum*, lorsque la douleur est vive.

Ces moyens, sagement employés, suffisent presque tou-jours pour enrayer la maladie, et je ne connais guère d'exemples qu'elle ait suivi son cours, lorsqu'ils ont été mis en œuvre dès son début.

Pendant toute la durée de ces symptômes préliminaires, le malade, tout en évitant de s'exposer à l'air, ne devra pas se confiner au lit; il est bon au contraire qu'il s'exerce un peu, afin de prévenir le ralentissement de la circulation. Les personnes qui l'entourent, chercheront à lui procurer des distractions et s'attacheront surtout à détourner son at-tention du mal dont il est menacé.

Mais lorsque la congestion s'établit; que l'oppression est devenue considérable; que la surface du corps est refroidie, et que la teinte obscure qu'elle revêt, a acquis plus d'inten-sité; lorsqu'enfin la résolution commence à s'emparer des muscles locomoteurs; le malade doit être aussitôt placé dans son lit, entre deux couvertures de laine préalablement échauffées; des bouteilles d'eau chaude, des briques ou des fers chauffés seront placés autour lui, et des flanelles brû-lantes devront continuellement être appliquées autour des membres et surtout aux extrémités. L'intervalle de temps employé pour les réchauffer, sera rempli par des frictions faites avec du sel chaud renfermé dans un linge. Les brasiers qui servent à échauffer les flanelles ne doivent pas être placés dans la chambre et encore moins près du lit du malade; puisque la chaleur qu'ils dégagent, en raréfiant l'air de l'appartement, augmente encore la gêne de la fonction respiratoire, et que le charbon ou la braise en ignition, en privant l'air de son oxigène, le rendent impropre à la respiration.

On administre alors le calomel jusqu'à la dose de 20 grains en une seule fois, dans une once ou deux d'une infusion de valériane ou de gingembre; ou bien dans une pareille quantité de punch léger, et même d'eau-de-vie et d'eau chaude, si le sujet est faible et qu'on n'ait pas à craindre une réaction trop violente dans la période suivante. Cette même dose de boisson sera répétée, sans le calomel, toutes les dix minutes environ.

Toutes les dix minutes aussi, le malade recevra un clystère d'eau chaude fortement imprégnée de sel commun, et en persévérant dans ces moyens pendant une demi-heure ou à peu près, il y a tout lieu de croire que la circulation se ranimera au point que la saignée pourra être pratiquée, si elle ne l'a pas été d'abord, et si elle est jugée nécessaire; ce qui est ainsi dans la très-grande majorité des cas.

Pendant toute la durée de cette période, une personne sera continuellement occupée à condenser l'air autour du malade, au moyen d'un éventail ou de quelqu'autre objet analogue. Cette opération, qui pourrait paraître inutile ou même ridicule, est cependant très-avantageuse en ce qu'elle soulage beaucoup l'oppression, et mitige singulièrement l'anxiété de la respiration. Le malade en ressent un bien-être dont il manifeste sa satisfaction. Convaincu de son avantage, j'insiste particulièrement sur l'emploi de cet expédient, et j'en recommande l'usage sans discontinuation, depuis l'invasion du mal jusqu'à sa terminaison.

La saignée devrait être portée tout d'une fois aussi loin qu'elle puisse aller, sans amener la syncope; cependant si le pouls faiblissait pendant cette opération, au lieu de se relever, comme il arrive d'ordinaire, on suspendra toute émission sanguine, attendu que l'extraction d'une plus grande quantité de sang serait nécessairement nuisible alors.

Si malgré tous les moyens mis en œuvre jusqu'ici, la circulation restait tellement languissante qu'il ne fût pas possible d'obtenir l'écoulement du sang, il faudrait employer un traitement beaucoup plus actif. Au lieu des frictions avec le sel, on devra faire usage d'un liniment mercuriel, (1) en friction sur la poitrine, les épaules, le creux des aisselles, et sur toutes les parties les plus éloignées de l'influence du cœur; et ces parties seront ensuite recouvertes de flanelles très-chaudes.

Comme il est à craindre que si l'on ne parvient pas à ranimer la circulation, la maladie ne dégénère immédiatement en typhus, on ne doit pas hésiter à employer en même temps tous les excitans internes les plus puissans; ainsi, on administrera toutes les cinq minutes, une dose d'eau-de-vie dans une cuillerée d'eau chaude, ou mieux dans une infusion de valériane ou de serpentaire de Virginie, en y ajoutant quelques gouttes de teinture éthérée de valériane, ou quelques grains de musc. On peut aussi alterner cette potion avec une solution de 5 à 6 grains de carbonate d'ammoniaque, dans une infusion semblable. On continuera en même tems les clystères d'eau salée, et on y ajoutera, pour les rendre plus actifs, une cuillerée d'huile de térébenthine; ou bien l'assa fœtida, ou le camphre à la dose de deux gros pour chacun.

(1) ℞. Unguent. hydrargyri uncias duas. — Camphoræ priùs in alcohole solut. drachmas duas. — Tere in mortario, et reduce in semifluid. consist. gum. ol. terebinth. Q. S. Tunc add. carb. ammon. liq. unciam unam.

Si la circulation se ranime, on essaiera promptement la saignée, mais dans ce cas, elle amène assez souvent la syncope. Si l'on s'appercevait donc qu'après une légère extraction de sang, le pouls venait à baisser, le doigt serait immédiatement placé sur l'ouverture de la veine; une potion cordiale et stimulante serait administrée, et, après un court intervalle, on laisserait couler le sang de nouveau. Si l'on remarquait ensuite que la saignée produisît d'heureux effets, on la répéterait peu de temps après, et l'on persévérerait dans ce moyen jusqu'à ce qu'on eût obtenu une quantité de sang suffisante.

Mais si aucun de ces moyens n'est assez puissant pour réveiller les contractions du cœur, le patient sera plongé dans un bain dont la température sera aussi élevée que le corps puisse la supporter, et durant l'immersion, le malade sera massé et frotté avec des linges un peu rudes; après quoi, si le sang ne coulait pas encore, on ajouterait au bain une forte quantité de sel commun qui, en exaltant l'action du mercure précédemment employé en friction, produirait nécessairement dans toute l'économie, une réaction très-vive, qui permettrait le libre écoulement du sang.

Enfin, si c'est en vain que tous ces agens ont été mis en œuvre, il faut, pour le moment, renoncer à la saignée générale; et le patient étant replacé dans un lit bien chaud, on aura immédiatement recours aux sangsues. Elles devront être appliquées en même temps aux tempes, sous ou derrière les oreilles, à l'épigastre et particulièrement à l'anus. Mais cette tentative est souvent infructueuse, attendu que les sangsues refusent de s'attacher aux parties sur lesquelles on les place, et il ne reste alors d'autre moyen que les ventouses scarifiées.

Un expédient des plus puissans pour rappeler la circulation

tion à la périphérie, expédient employé depuis très-longtemps par les naturels des îles Philippines, et qui leur a été
d'un grand secours lorsque le choléra s'est montré parmi eux ;
c'est le *Tandok*, sorte de ventouse volante faite avec une simple
corne de buffle percée à son sommet d'un trou par lequel
on exerce la succion. Le corps étant préalablement frotté
avec de l'huile, on applique cette ventouse à la partie supérieure et postérieure du tronc, et elle est ensuite ramenée
par le glissement jusqu'à la région des lombes ou du coc-
cyx, d'où on l'enlève pour la reporter à la même hauteur
et la faire glisser de nouveau. Cette manœuvre, répétée plusieurs fois sur les différentes parties du tronc et sur les
membres, rappelle inévitablement la circulation à la surface, et y rétablit promptement la chaleur. Une ventouse à
pompe remplacerait avantageusement le tandok, et serait
un moyen puissant qui, en s'opposant à la rétropulsion du
sang vers le centre, faciliterait singulièrement l'opération
de la saignée. Le bdellomètre de M. Sarlandière serait encore ici d'une utilité incontestable.

J'ai essayé plusieurs fois ce moyen à Pondichéry, et j'en
ai toujours obtenu de bons succès. Après cette opération,
les Indiens ont l'habitude d'administrer une potion sudori-
fique qui consiste principalement en une certaine dose de
gaspar anton (lapis goa) délayée dans une infusion théi-
forme de la feuille de l'Eupatorium Ayapana, je lui ai toujours substitué avec avantage la poudre de Dower dans une
infusion de gingembre ou de valériane ; une sueur copieuse
se déclarait alors, la saignée était pratiquée sans difficulté,
le malade entrait bientôt en convalescence.

M. Amador, médecin en chef de l'hôpital royal de Manille, a fréquemment aussi obtenu une réaction salutaire par
le moyen de l'éther phosphoré ; mais ce médicament doit

être employé avec la plus grande prudence, et seulement chez les sujets faibles et d'une constitution molle et lymphatique.

Aussitôt après la saignée, on doit administrer un purgatif stimulant dont l'action soit prompte et efficace. Celui que l'on emploie le plus communément, se compose d'un gros de sulfate de magnésie, une once d'infusion de séné, et depuis quatre, jusqu'à dix grains de carbonate d'ammoniaque. On répétera cette dose toutes les demi-heures ; et pour que l'estomac ne la rejette point, on s'abstiendra de toute autre boisson, jusqu'à ce que son action commence à opérer sur les intestins.

Lorsque l'on n'a plus à craindre le vomissement, on peut donner de petites quantité d'eau de riz simple ou gommée ; ou bien une légère infusion de gingembre ; et même un peu d'eau vineuse, si les purgatifs ont par trop débilité le malade. Il faut toutefois prendre garde à ne point stimuler trop vivement l'économie, dans la crainte d'une réaction trop violente dans la période d'excitement qui survient généralement alors.

Durant cette période, si les symptômes sthéniques ne sont pas trop exaltés, on se contentera de persévérer dans l'emploi des purgatifs auxquels on joindra quelque boisson relâchante. Cette médication suffit presque toujours pour pour amener la maladie à une terminaison heureuse.

Mais lorsque la réaction est portée à un très-haut degré, que les spasmes sont violens, la chaleur interne très-intense ; et que la douleur épigastrique, la soif et l'anxiété sont extrêmes ; la saignée devient indispensable et on ne doit pas craindre de la porter quelquefois jusqu'à la syncope, ou de la répéter à chaque accession des spasmes. Si néanmoins ceux-ci ne survenaient point, ou s'ils étaient très-modérés, une seule saignée serait suffisante, et ne serait même pas toujours nécessaire. Cependant les clystères et les doses purgatives, l'ammoniaque excepté, sont continués pendant tout le temps que ces symptômes persistent; les frictions sont supprimées; mais les flanelles chaudes restent appliquées aux extrémités, si celles-ci sont encore froides. Lorsque le sentiment de brûlure à l'épigastre devient très-douloureux, des flanelles imbibées d'eau chaude, sont appliquées sur cette région qui, ainsi couverte, pourra rester exposée à l'air, afin de faciliter l'évaporation du liquide et produire ainsi un abaissement de température.

Pour aider à ces moyens, on fera prendre tous les quarts-d'heure un gros de crême de tartre dans deux onces d'eau froide, ou bien on fournira de la limonade *ad libitum*, sans cependant en surcharger l'estomac. Je crois que l'on pourrait encore faire avaler au malade de petits morceaux de glace dont l'action sédative ne contribuerait pas peu sans doute à mitiger, et même à faire entièrement disparaître la douleur atroce que les patiens ressentent à l'épigastre.

Si les douleurs ne cédaient point, on aurait de nouveau recours à la saignée; mais si le pouls semblait s'opposer à ce moyen, on appliquerait sur le siége de l'affection un nombre de sangsues proportionné à l'urgence et à l'intensité des symptômes; après quoi on pourrait recouvrir la partie avec un large vésicatoire cantharidé et camphré.

On peut encore substituer aux clystères et aux doses purgatives, les pilules de calomel avec l'extrait composé de coloquinte (1) dont M. Searle et plusieurs autres praticiens ont constamment reconnu les bons effets. On administre une de ces pilules toutes les heures; et quand, par ce moyen,

(1) ℞. Protochlor. hydrarg. — Pulv. antimonial. à à gr. ij. — Ext. colocynth. gr. vj. fiaut pil. nᵒ ij.

on a obtenu une amélioration sensible dans la nature des sécrétions, on en continue l'usage à de plus longs intervalles, jusqu'à ce qu'enfin toutes les fonctions aient repris leur intégrité.

Si, par suite de la surexcitation imprimée à toute l'économie, la maladie revêtait franchement les caractères d'une inflammation locale ou d'une fièvre inflammatoire générale, on suivrait alors la médication antiphlogistique et toutes les règles de traitement indiquées dans les affections de cette nature.

Si au contraire, la période d'excitement ou de réaction était immédiatement suivie de celle du collapsus général; il faudrait bien distinguer d'abord si l'extrême prostration du malade ne serait point le résultat des saignées répétées et des déjections abondantes produites soit spontanément soit par l'action des agens médicamenteux; car alors la faiblesse serait directe, et il suffirait de relever les forces du malade par quelques cuillerées de bouillon, d'infusion de gingembre, d'eau vineuse et même de vin chaud sucré; et dans le cas où les évacuations persisteraient encore, il pourrait être convenable de les arrêter par quelque préparation opiacée; en observant toutefois la plus grande précaution dans l'emploi de ces moyens, attendu que le sujet alors se trouve très-exposé à une fièvre secondaire qui, attaquant une constitution déjà débilitée, pourrait devenir promptement funeste.

Mais si l'état de prostration ou de collapsus émanait directement de la congestion sanguine qui se serait emparée de tous les organes et du cerveau particulièrement; ce serait alors un véritable typhus, et il resterait dans ce cas peu d'espoir de sauver le malade; néanmoins il est des exemples de guérison jusque dans cette dernière période de la maladie. Ici le patient doit garder l'immobilité la plus complète, car le moindre mouvement peut être suivi d'une mort prompte. Dans cette période, la saignée est impossible et ne pourrait qu'être funeste d'ailleurs. Les seuls moyens qui ont eu quelquefois des succès, sont le calomel, le camphre et l'opium, administrés ensemble dans une cuillerée de vin chaud, de punch ou de quelqu'autre véhicule approprié, et donnés toutes les heures, et au besoin toutes les demi-heures, le premier et le second, à la dose de deux grains, et le dernier, à celle demi-grain d'abord, et d'un quart de grain ensuite. Entre chacune de ces doses ou fera boire une cuillerée de vin chaud pur, ou bien un petit verre de punch.

En même temps un vésicatoire sera étendu depuis le sommet de la tête jusques entre les épaules et même tout le long de la colonne rachidienne, et un autre appliqué sur l'épigastre et tout l'abdomen; mais comme à cette époque la peau est devenue presqu'insensible, ces parties seront préalablement échauffées par une application de sel chaud ou de flanelles brûlantes; et les vésicatoires, échauffés eux-mêmes, seront enduits d'un liniment composé de deutochlorure de mercure, de poudre de cantharides et d'huile de térébenthine. Les extrémités seront encore recouvertes de sinapismes énergiques et appliqués aussi chauds que possible, et des sacs de sable brûlant ou des bouteilles d'eau bouillante seront placés sous les couvertures et entoureront le corps du malade.

Les clystères excitans peuvent encore être utiles alors; ils doivent être administrés par le moyen du clyssoir pour ne point mouvoir le malade; on en suspendra l'usage lorsqu'il sera possible de faire prendre l'huile de ricin qui doit d'abord être donnée à très-faible dose, pour qu'elle puisse être supportée.

Enfin, on peut dans le même temps avoir recours au li-

5*

niment mercuriel camphré, dont j'ai parlé plus haut; on en
frottera les aisselles et les cuisses, et si l'on parvient à établir son action sur le système, on peut encore conserver
l'espoir d'une terminaison heureuse.

Convalescence. — Dans la convalescence, le régime dié-
tétique doit être réglé avec la plus grande circonspection. On
donnera d'abord des bouillons très-légers, ensuite le gruau
d'avoine, le sagou ou l'arrow-root, et l'on ne permettra de
nourriture animale que lorsque le convalescent sera capable
de marcher et de prendre quelque exercice; alors même elle
ne sera accordée qu'en très-petites quantités, que l'on aug-
mentera successivement ensuite à mesure que les forces se
rétabliront. L'appétit toutefois est généralement assez vif, ca-
pricieux, bizarre même, pendant la convalescence; mais il
faut bien se garder de le satisfaire; beaucoup de fièvres secondaires ont été la conséquence d'un manque de précaution à cet égard.

Les stimulans diffusibles sont nuisibles dans la convalescence; ils amènent promptement tous les résultats d'un
écart de régime; ainsi, le vin et toute autre espèce de boisson fermentée, seront sévèrement proscrits; la médication
se bornera tout simplement à quelques laxatifs légers, tels
que la manne, la pulpe de casse, etc., avec des boissons
rafraîchissantes. Le tamarin offre ici un avantage incontestable.

La fièvre inflammatoire pouvant se déclarer dans toutes les
périodes de la convalescence, il faut apporter le plus grand
soin à la reconnaître dès son début; car elle se présente
assez communément d'une façon tout-à-fait insidieuse; une
légère augmentation de chaleur à la peau, avec accéléra-
tion du pouls sans douleur aucune ni le moindre malaise,
sont les seuls symptômes qui se manifestent d'abord; mais

bientôt l'inflammation s'empare de quelque viscère important, et le plus souvent alors déconcerte les mesures les mieux combinées.

On doit donc, tout aussitôt que la température de la peau s'élève, et que le pouls présente quelque vivacité, avoir recours aux sangsues qui seront appliquées à l'épigastre ou à l'anus, suivant les circonstances. En même temps des lavemens purgatifs seront administrés de deux heures en deux heures, et le malade, gardant le repos le plus absolu, sera privé de toute espèce de nourriture.

Outre les fièvres dont je viens de parler, nous avons encore à prévenir les rechûtes ; celles-ci sont plus communes lorsque la température est humide et froide ; tandis que la fièvre inflammatoire l'est davantage sous une atmosphère chaude et sèche. On a assez généralement prétendu que les rechûtes sont beaucoup plus fréquentes dans la période décroissante de l'épidémie, que dans toute autre ; mais je ne crois pas cette observation très-exacte. Quoiqu'il en soit, les moyens qui s'opposent au développement de l'excitation fébrile, sont également avantageux pour prévenir les récidives de la maladie.

Il me resterait à exposer encore un assez grand nombre de considérations sur le traitement qui convient au choléra ; mais je n'ai pas le loisir de m'étendre davantage, et je crois du reste, en avoir rappelé tous les points les plus importans. Je vais donc me restreindre à passer rapidement en revue tous les agens thérapeutiques que j'ai proposés plus haut, en donnant un aperçu de leur mode d'action dans la maladie qui nous occupe.

La saignée. — Elle est sans contredit le plus puissant moyen que nous ayons à opposer au choléra ; cependant elle ne convient pas à toutes les circonstances, ni pour tous les individus. Elle est inutile et même nuisible aux sujets d'une constitution naturellement très - faible ou débilitée par les maladies, les privations et l'usage habituel d'une nourriture malsaine et peu réparatrice ; aux pauvres des grandes villes ; aux malheureux entassés dans des habitations étroites, mal aérées, etc. ; à ceux qui gémissent depuis long-temps dans les prisons, dans les hôpitaux. La saignée générale est principalement utile dans la première période de la maladie, pour prévenir ou éloigner les congestions locales et rétablir l'équilibre de la circulation. — Dans la deuxième période, elle ne doit être pratiquée qu'en raison de la gravité des spasmes et des autres symptômes de surexcitation. — On ne doit presque jamais employer la saignée dans la période dernière ; et, dans tous les cas, les sangsues devront être préférées.

On ne doit pas craindre de saigner dans la première période, malgré l'état de prostration dans lequel se trouve quelquefois le patient ; car ici les forces ne sont qu'opprimées, et il n'y a pas plus d'exhaution positive qu'il n'en existe dans la résolution musculaire qui précède une attaque d'apoplexie.

Quand il est absolument impossible d'obtenir par l'incision de la veine une quantité de sang suffisante, et que cependant on reconnaît l'urgence et la nécessité de la déplétion, on ne doit pas hésiter à ouvrir l'artère temporale. C'est surtout lorsque la congestion envahit le cerveau que cette opération est utile et même nécessaire. Plusieurs patiens ont, par ce moyen, été sauvés d'une mort imminente.

Les purgatifs. — Ils sont ici de la plus grande utilité ; ils changent plus ou moins promptement la nature des évacuations ; ils agissent comme dérivatifs sur les intestins et s'opposent à la congestion cérébrale. — Le calomel exerce

particulièrement son action sur les organes glandulaires,
il prévient le ralentissement de leurs fonctions et augmente
toutes les sécrétions. Donné à petites doses, il est sédatif et
calmant. Quand par son moyen on obtient une salivation
abondante, on peut, dans toutes les périodes de la maladie, conserver l'espoir de la guérison. — Le sulfate de
soude forme un puissant auxiliaire; administré en lavemens,
il aide à l'effet des purgatifs ingérés dans l'estomac; il faci-
lite l'action des instestins et s'oppose à la congestion de ces
organes. Le plus souvent aussi, il fait cesser les vomissemens. — L'huile de ricin convient particulièrement lorsque
toute secousse serait nuisible et que l'inflammation s'est emparée des organes digestifs.

Quelquefois cependant tous ces moyens échouent; j'en ai
vu tout récemment un exemple sur une Dame de Braisne,
atteinte du choléra depuis peu d'heures. Ce fut en vain
que j'employai les purgatifs les plus énergiques, je n'obtins
pas une seule évacuation, même après avoir administré successivement et à d'assez courts intervalles, trois potions
composées chacune de 20 grains de calomel, 2 grains d'extrait de coloquinte et 2 grains de résine de jalap. Mais
c'est ici un exemple rare et qui ne détruit pas l'efficacité
des purgatifs dans le plus grand nombre des cas.

Les *émétiques antimoniaux* sont quelquefois avantageux
pour débarrasser les premières voies; ils ont en outre une
action assez marquée sur le foie dont ils activent la sécrétion. — Ils stimulent encore assez puissamment la fonction
circulatoire, et, par leur détermination à la surface, ne
contribuent pas peu à y ramener la chaleur et à rétablir la
transpiration. Toutefois, comme leur action imprime assez
souvent une forte secousse à tout le système nerveux, il est
des sujets chez lesquels ce médicament serait nuisible. Je

crois qu'on peut toujours avec avantage substituer aux antimoniaux, la graine de moutarde noire bien pulvérisée, et
donnée à la dose de deux cuillerées ordinaires dans une de-
mi-pinte d'eau chaude.

Les *stimulans diffusibles* sont utiles non-seulement pour
relever les forces pendant la saignée, mais encore après cette
opération, pour stimuler l'action du cœur et des artères et
rétablir l'équilibre de la circulation. Mais ils sont rarement
avantageux s'ils ne sont précédés des émissions sanguines.
Leur activité du reste doit toujours être proportionnée à la
force et au tempérament du sujet. Le carbonate d'ammoniaque me semble préférable à tous les autres stimulans,
car l'excitation qu'il produit n'est point excessive ni de longue durée. Donné à petites doses souvent répétées, il agit
efficacement sur le système capillaire cutané.

Les acides *muriatique* et *citrique* sont particulièrement
recommandés lorsque la surface du corps revêt une teinte
grisâtre plus ou moins foncée, circonstance qui a été rapportée à une surabondance de carbone dans le sang. L'acide
muriatique largement étendu dans l'eau, a l'avantage d'entretenir les intestins libres sans provoquer de tranchées.
L'acide du citron est préférable lorsqu'on emploie le calomel, puisqu'il ne dérange en rien son action. Ces acides
d'ailleurs mitigent beaucoup l'irritation et la soif, et ils agissent fréquemment sur la peau.

L'opium est un médicament qui a joui d'une grande con-
sidération dans le traitement du choléra; cependant il a
beaucoup perdu de sa faveur, depuis qu'il a été reconnu
que le choléra est une maladie essentiellement congestive.
En effet son utilité et ses avantages sont toujours en raison
inverse de la nécessité des émissions sanguines et de toutes
les autres évacuations. Il est constamment nuisible dans la

période inflammatoire, et ce n'est guères que dans celle de collapsus qu'il peut être administré avec quelque succès.

Lorsque la prostration était arrivée à son dernier terme, on a encore essayé l'inspiration de l'air vital, mais avec des succès différens. Les expériences de M. Casas, prouvent que, dans cette période, l'application du galvanisme est souvent très-utile.

Je ne m'arrêterai point à faire ressortir les avantages des vésicatoires, des sinapismes, des ventouses et des bains chauds pour rappeler la chaleur et la circulation à la périphérie, leur utilité a été généralement constatée.

Je finirai en ajoutant que tous les moyens deviennent infructueux lorsque le patient est moralement affecté; lorsqu'il s'abandonne à la douleur et qu'il désespère lui-même de son salut; que la confiance au contraire, la tranquillité de l'esprit, le courage et la force d'âme contribuent puissamment à sa guérison.

FIN.

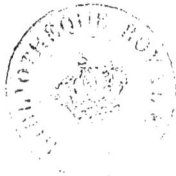

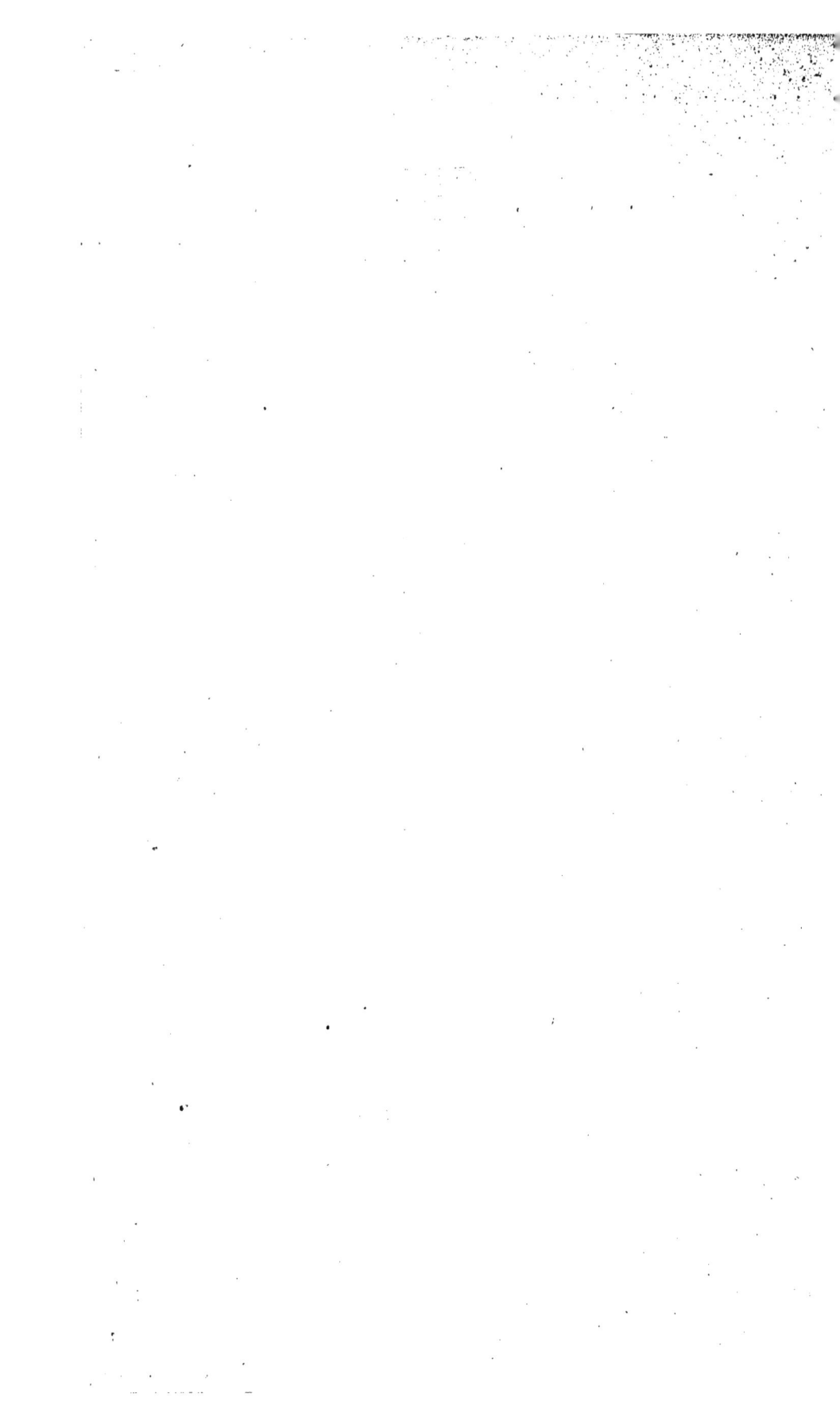

www.ingramcontent.com/pod-product-compliance
Lightning Source LLC
Chambersburg PA
CBHW050624210326
41521CB00008B/1378